METODOLOGIE RIABILITATIVE IN LOGOPEDIA • VOL. 12

T0192134

Collana a cura di
Carlo Caltagirone
Carmela Razzano
Fondazione Santa Lucia, IRCCS, Roma

Letizia Sabbadini

La disprassia in età evolutiva: criteri di valutazione ed intervento

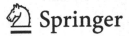

LETIZIA SABBADINI
Psicologa Clinica, Neuropsicologa
Docente Corso di Laurea in Logopedia
Università "Tor Vergata", Roma
Sede: Fondazione Santa Lucia, IRCCS
e Professore a contratto
c/o Scienze della Formazione
LUMSA, Roma

Con la collaborazione di:

BARBARA FIONDA
Docente Corso di Laurea in Logopedia, ASL RMF (TSRMEE)
Università "La Sapienza", Roma
Sede: Ospedale Spolverini, Ariccia

ENRICO IURATO e SABINA LORENNA
Logopedisti, Roma

LETIZIA MICHELAZZO
Docente Corso di Laurea in Logopedia
Università "Tor Vergata", Roma
Sede: Fondazione Santa Lucia, IRCCS

Disegni di Mariachiara Rondinelli

Springer-Verlag fa parte di Springer Science+Business Media

springer.it

© Springer-Verlag Italia, Milano 2005

ISBN-10   88-470-0328-8
ISBN-13   978-88-470-0328-6

Progetto grafico della copertina: Simona Colombo, Milano
Impaginazione: Graficando snc, Milano

...porgendo il tuo orecchio alla saggezza
e volgendo la tua mente alla riflessione,
se farai appello alla prudenza...
allora conquisterai la conoscenza...
[Libro dei Proverbi 2, 1-5]

Ad Alberto per aver da sempre sostenuto il mio impegno.

Prefazione alla collana

Nell'ultimo decennio gli operatori della riabilitazione cognitiva hanno potuto constatare come l'intensificarsi degli studi e delle attività di ricerca abbiano portato a nuove ed importanti acquisizioni. Ciò ha offerto la possibilità di adottare tecniche riabilitative sempre più efficaci, idonee e mirate.

L'idea di questa collana è nata dalla constatazione che, nella massa di testi che si sono scritti sulla materia, raramente sono stati pubblicati testi con il taglio del "manuale": chiare indicazioni, facile consultazione ed anche un contributo nella fase di pianificazione del progetto e nella realizzazione del programma riabilitativo.

La collana che qui presentiamo nasce con l'ambizione di rispondere a queste esigenze ed è diretta specificamente agli operatori logopedisti, ma si rivolge naturalmente a tutte le figure professionali componenti l'équipe riabilitativa: neurologi, neuropsicologi, psicologi, foniatri, fisioterapisti, insegnanti, ecc.

La spinta decisiva a realizzare questa collana è venuta dalla pluriennale esperienza didattica nelle Scuole di Formazione del Logopedista, istituite presso la Fondazione Santa Lucia - IRCCS di Roma. Soltanto raramente è stato possibile indicare o fornire agli allievi libri di testo contenenti gli insegnamenti sulle materie professionali, e questo sia a livello teorico che pratico.

Tutti gli autori presenti in questa raccolta hanno all'attivo anni di impegno didattico nell'insegnamento delle metodologie riabilitative per l'età evolutiva, adulta e geriatrica. Alcuni di essi hanno offerto anche un notevole contributo nelle più recenti sperimentazioni nel campo della valutazione e del trattamento dei deficit comunicativi. Nell'aderire a questo progetto editoriale essi non pretendono di poter colmare totalmente la lacuna, ma intendono soprattutto descrivere le metodologie riabilitative da essi attualmente praticate e i contenuti teorici del loro insegnamento.

I volumi che in questa collana sono specificamente dedicati alle metodologie e che, come si è detto, vogliono essere strumento di consultazione e di lavoro, conterranno soltanto brevi cenni teorici introduttivi sull'argomento: lo spazio più ampio verrà riservato alle proposte operative, fino all'indicazione degli "esercizi" da eseguire nelle sedute di terapia.

Gli argomenti che la collana intende trattare vanno dai disturbi del linguaggio e dell'apprendimento dell'età evolutiva, all'afasia, alle disartrie, alle aprassie, ai disturbi percettivi, ai deficit attentivi e della memoria, ai disturbi comportamentali delle sindromi postcomatose, alle patologie foniatriche, alle ipoacusie, alla balbuzie, ai disturbi del calcolo, senza escludere la possibilità di poter trattare patologie meno frequenti (v. alcune forme di agnosia).

Anche la veste tipografica è stata ideata per rispondere agli scopi precedentemente menzionati; sono quindi previste in ogni volume illustrazioni, tabelle riassuntive, elenchi di materiale terapeutico che si alterneranno alla trattazione, in modo da semplificare la lettura e la consultazione.

Nella preparazione di questi volumi si è coltivata la speranza di essere utili anche a quella parte di pubblico interessata al problema, ma che non è costituita da operatori professionali e da specialisti.

Con ciò ci riferiamo ai familiari dei nostri pazienti e agli addetti all'assistenza che spesso fanno richiesta di poter approfondire attraverso delle letture la conoscenza del problema, anche per poter contribuire più efficacemente alla riuscita del progetto riabilitativo.

Roma, giugno 2000

Dopo la pubblicazione dei primi nove volumi di questa collana, si avverte l'esigenza di far conoscere quali sono state le motivazioni alla base della selezione dei lavori fin qui pubblicati.

Senza discostarsi dall'obbiettivo fissato in partenza, si è capito che diventava necessario ampliare gli argomenti che riguardano il vasto campo della neuropsicologia senza però precludersi la possibilità di inserire pubblicazioni riguardanti altri ambiti riabilitativi non necessariamente connessi all'area neuropsicologica.

I volumi vengono indirizzati sempre agli operatori, che a qualunque titolo operano nella riabilitazione, ma è necessario soddisfare anche le esigenze di chi è ancora in fase di formazione all'interno dei corsi di laurea specifici del campo sanitario-riabilitativo.

Per questo motivo si è deciso di non escludere dalla collana quelle opere il cui contenuto contribuisca comunque alla formazione più ampia e completa del riabilitatore, anche sotto il profilo eminentemente teorico.

Ciò che continuerà ad ispirare la scelta dei contenuti di questa collana sarà sempre il voler dare un contributo alla realizzazione del programma riabilitativo più idoneo che consenta il massimo recupero funzionale della persona presa in carico.

Roma, aprile 2004

C. Caltagirone
C. Razzano
Fondazione Santa Lucia
Istituto di Ricovero e Cura a Carattere Scientifico

Prefazione al volume

In questo lavoro sono soprattutto riferite e descritte alcune esperienze ricavate dalla clinica, quindi dall'osservazione e dal trattamento di quei bambini che definiamo "disprattici" o che presentano "segni" di disprassia, secondo l'impostazione teorica di Giorgio Sabbadini e della sottoscritta, definita in precedenti lavori sulla disprassia in età evolutiva.

Dopo anni di esperienza clinica e riabilitazione, va ribadita l'importanza di affrontare precocemente, con trattamento specifico, i problemi di bambini in età prescolare e scolare che vengono segnalati spesso in modo generico o approssimativo come problemi relativi a disattenzione, scarsa voglia di applicarsi in qualsiasi tipo di apprendimento, pigri, disinteressati allo studio o ancora maldestri e goffi in molte situazioni di vita quotidiana.

Avremmo potuto descrivere molti casi di bambini giunti alla nostra osservazione; ne abbiamo scelti alcuni a titolo esemplificativo con i logopedisti che hanno contribuito alla realizzazione di questo libro. Il presente volume è infatti frutto di discussioni e confronto continuo di esperienze.

Un particolare ringraziamento ai colleghi Giovanni Masciarelli e Silvana Letizia per i suggerimenti e il sostegno datomi durante la stesura del presente lavoro

Roma, giugno 2005   Letizia Sabbadini

Indice

Capitolo 1
La disprassia in età evolutiva

Introduzione

A tutt'oggi non sono molte le pubblicazioni in italiano sul tema specifico della disprassia in età evolutiva: mancano criteri univoci rispetto alla definizione, alla diagnosi e all'eziologia del disturbo e vengono usate denominazioni diverse per inquadrare questo tipo di problemi; per esempio viene usato il termine disprassia congenita o disprassia evolutiva e, a seconda del paese, Developmental Dyspraxia (DD), o Specific Developmental Disorders of Motor Function (SDD-F) o Disorders of Attention and Motor Performance (DAMP) o ancora Developmental Coordination Disorders (DCD) o disturbo evolutivo della coordinazione.

L'ICD-10 descrive il disturbo evolutivo specifico della funzione motoria (F82) che prevede un quadro caratterizzato da:

- difficoltà di coordinazione, presente dalle prime fasi di sviluppo e non dipendente da deficit neurosensoriali o neuromotori;
- compromissione di entità variabile e modificabile in funzione dell'eta;
- ritardo di acquisizione delle tappe di sviluppo motorio, a volte accompagnato da ritardo dello sviluppo del linguaggio (in particolare rispetto alle componenti articolatorie);
- goffaggine nei movimenti;
- ritardo nell'organizzazione del gioco e del disegno (tipo di deficit costruttivo);
- presenza (a volte) di segni neurologici sfumati, privi di sicuro significato localizzatorio;
- difficoltà scolastiche e problemi socio-emotivo-comportamentali.

Nel DSM-IV (American Psychiatric Association), la disprassia è classificata all'interno dei DCD, ovvero come disturbo evolutivo della coordinazione motoria. È spesso evidenziato che in esso coesistono problemi di incoordinazione motoria e problemi percettivi, quindi disprattognosia. Per la diagnosi sono previsti questi criteri:

- è presente una marcata difficoltà o ritardo nello sviluppo della coordinazione

motoria: le performances risultano inferiori rispetto a un bambino normale comparando i dati sia per Età Mentale (EM) che per Età Cronologica (EC);
- le difficoltà di coordinazione non sono dovute a condizioni patologiche mediche, quali PCI, distrofia muscolare o altro; se il ritardo di sviluppo cognitivo è presente, le difficoltà motorie debbono essere di gran lunga prevalenti rispetto ad altre generalmente associate;
- queste difficoltà interferiscono con l'apprendimento accademico e con le attività della vita quotidiana.

Definizione ed evoluzione del concetto di disprassia

Orton, in lavori ormai storici (1937), identifica la "goffaggine" in età evolutiva come uno dei più comuni disordini dello sviluppo; riconosce inoltre differenti tipologie nell'ambito dei disturbi motori e inoltre sottolinea che esistono diversi tipi di disordini motori in età evolutiva.

Quasi trent'anni più tardi Gubbay, Walton, Ellis e Court (1965) descrivono dettagliatamente 24 bambini "goffi", ovvero i cosiddetti *clumsy children*. I criteri usati per definire la diagnosi di questi bambini sono:

- la mancanza di destrezza, l'impaccio motorio, l'assenza di abilità, che coincidono clinicamente con la presenza di "varie forme di aprassia e di agnosia";
- il criterio *per esclusione*, per il quale tale disturbo deve essere attribuito all'aprassia e all'agnosia dopo aver escluso deficit neurologici e neuropsicologici classici: l'esame neurologico deve risultare negativo, debbono risultare normali l'energia dei movimenti, le funzioni sensoriali, l'intelligenza.

Successivamente, Gubbay (1975 e 1985) approfondisce lo studio dei 24 casi iniziali, osservando che questi bambini goffi non sono soltanto maldestri, ma manifestano altre carenze; alcuni presentano disturbi del linguaggio, molti non sanno scrivere e, soprattutto, non sanno disegnare. Tutti sono intelligenti: il loro QI globale è alto; ma vi è una differenza significativa tra il QI verbale e il QI di performance, a favore del primo. Questa differenza è ritenuta caratteristica costante e si manifesta in 21 su 24 casi; nei tre casi in cui non si manifesta è presente un disturbo del linguaggio. Tutti i casi studiati non presentano segni neurologici; sono stati scelti rispetto appunto a precisi criteri per esclusione e selezionati rispetto a un test di efficienza motoria che prevede queste prove: fischiare a labbra protruse, saltare (5 passi), far rotolare sotto i piedi una palla da tennis a zig zag passando tra sei scatolette allineate lateralmente e distanti 30 cm, lanciare in alto una palla da tennis e battere le mani quattro volte prima di riprenderla, allacciarsi una scarpa con un doppio nodo, infilzare 20 spilli in due file su un quadrato di carta, inserire sei diverse forme di plastica nei corrispondenti spazi.

Nella sua ricerca definisce dunque la disprassia in età evolutiva seguendo un approccio adultometrico ed enfatizzando il deficit dei movimenti volontari in assenza di deficit sensoriali, motori o cognitivi. Rispetto a questa diagnosi per esclusione, il bambino goffo è inteso come "un bambino normale rispetto alle competenze cognitive, adeguato sia rispetto alla forza fisica che al livello neurosensoriale, ma con grosse difficoltà nell'esecuzione di movimenti volontari e organizzati al fine di un preciso scopo".

Questa definizione ha trovato e trova tuttavia difficoltà a essere applicata rigidamente in età evolutiva, soprattutto in quanto da molti clinici è stata sottolineata la comorbidità nei bambini goffi di disturbi dell'attenzione e iperattività (Attention Deficit Disorder [ADD] e Attention Deficit Hyperactivity Disorder [ADHD]) oltre a disturbi di apprendimento e linguaggio (Morris, 1997).

Ayres (1972a, 1972b e 1985), sottolineando in alcuni studi la stretta dipendenza tra sviluppo motorio e percettivo, mette in luce problemi percettivi e sensoriali, soprattutto negli aspetti visivi e tattili, addirittura interpretandoli come possibile componente eziologica della sindrome. In tal senso la disprassia viene intesa come *disordine d'integrazione sensoriale*, che interferisce con l'abilità a pianificare, programmare ed eseguire compiti motori, soprattutto se inusuali, in maniera destra e abile; un disturbo nella trasmissione degli input sensoriali a livello tattile e cinestetico potrebbe dunque determinare un'evoluzione atipica degli schemi motori, quindi la disprassia.

Questi aspetti sono stati riconsiderati in una ricerca di Hulme et al. (1982), che ha soprattutto tenuto conto di deficit di processazione degli input visivi, e in seguito da altri (Van der Meulen et al., 1991) che hanno poi confermato un deficit di percezione visuo-spaziale nei bambini goffi, imputando a tale disturbo il difetto di utilizzo del dato visuo-spaziale in sede di pianificazione dell'atto.

Cermak (1985) definisce la disprassia in età evolutiva come *motor weakness* o *psychomotor syndrome*, probabile esito di problemi prenatali, perinatali o postnatali, e sottolinea che in molti bambini disprattici sono presenti deficit nell'ambito percettivo-motorio.

Laszlo e Bairstow (1985) hanno tentato una spiegazione della disprassia evolutiva affrontando i rapporti funzionali tra lo sviluppo della percezione cinestesica e l'apprendimento di abilità motorie manuali e locomotorie nel bambino. Secondo questi autori esiste una correlazione significativa tra lo sviluppo "maturativo" della percezione cenestesica e lo sviluppo motorio, ma le opinioni di altri clinici al riguardo sono discordanti.

Denckla (1984), discute della povertà di strategie a disposizione del bambino e inoltre sottolinea che la goffaggine, evidente nei primi anni di vita, può avere notevole valore predittivo circa la comparsa di disturbi dell'apprendimento in età scolare.

Anche altri autori (Henderson, 1987; Henderson e Hall, 1982; Miller, 1986) hanno voluto inserire la disprassia evolutiva entro parametri, qualitativi e quantitativi, più definiti, limitandosi sempre al disturbo motorio e al deficit strettamente esecutivo.

In questi lavori vengono descritte alcune caratteristiche tipiche della sindrome, quali ad esempio:

- difficoltà nella coordinazione motoria generale, nel correre, camminare con scioltezza, andare in bicicletta;

- difficoltà nella coordinazione motoria fine e delle capacità costruttive e grafomotorie;
- difficoltà nell'acquisizione di abilità riferite alla vita quotidiana, ad esempio vestirsi, spogliarsi ecc.;
- ritardo nella stabilizzazione della dominanza manuale;
- difficoltà nello schema corporeo;
- disorientamento temporo-spaziale;
- QI di performance più basso del QI verbale;
- deficit in ambito neuropsicologico ovvero nei processi di controllo, nelle funzioni mnestiche, attentive e rappresentative;
- difficoltà sul piano emotivo-comportamentale.

Quest'ultimo aspetto non va sottovalutato in ambito clinico. Va tenuto conto infatti del carico di frustrazione che il bambino disprattico deve sopportare nel corso dello sviluppo, rispetto alle richieste dell'ambiente; spesso i bambini disprattici vengono considerati poco intelligenti, pigri, svogliati. Il rischio d'innescare disturbi comportamentali e psicopatologici va attentamente considerato.

Denckla e Roeltgen (1992) hanno ulteriormente rivisto i criteri per esclusione ribadendo la necessità di saper individuare e interpretare componenti disprattiche persino in bambini con segni neurologici maggiori.

I due autori si preoccupano prioritariamente di chiarire se la goffaggine e la disprassia possano o debbano essere inserite nel capitolo dei disturbi della coordinazione motoria in età evolutiva (ICD-9 del 1989 e DSM-III del 1987), chiedendosi se esiste una chiara linea di demarcazione tra le cosiddette paralisi cerebrali infantili e le disabilità minori. La presenza di *segni neurologici minimi* non è sufficiente per una diagnosi di PCI, mentre in alcuni casi con marcata disprassia possono evidenziarsi segni neurologici minori. Per dare una definizione di disprassia dell'età evolutiva essi scelgono la definizione di *prassia*, intesa come *abilità nell'esecuzione del gesto*, utilizzando per la valutazione del normale sviluppo dell'abilità gestuale - non rappresentazionale - (dai 3 agli 8 anni) le prove di Berges e Lezine (1965).

L'analisi dei gesti, ovvero della *capacità di compiere gesti significativi e non significativi*, oltre all'analisi delle *sequenze dei gesti* rappresenta una particolare area d'interesse per questi autori che tentano in questo senso una loro definizione di disprassia dell'età evolutiva, come un disturbo che può includere sia gesti rappresentazionali (relativi ad atti significativi), che gesti non rappresentazionali (relativi cioè ad atti non significativi).

Dewey e Kaplan (1992 e 1994), approfondendo questi aspetti nei loro lavori hanno preso in considerazione bambini con disfunzioni percettivo-motorie che possono essere classificati come disprattici, caratterizzati da scrittura povera e da maldestrezza dei movimenti fini e che hanno difficoltà con i gesti rappresentazionali, ovvero gesti che rappresentano azioni familiari con o senza l'uso di un oggetto. Il deficit della gestualità può essere visto secondo diversi parametri quali velocità, controllo della forza e del tono muscolare, organizzazione spaziale del movimento e pianificazione; essi affermano inoltre che i bambini che hanno maggiori difficoltà in termini percettivo-neurosensoriali oltre che motori, sono quelli in cui si riscontrano più marcati deficit nelle abilità prassiche e in particolare nella gestualità.

In ulteriori ricerche Dewey (1995) afferma che ci possono essere diversi tipi di deficit nelle abilità gestuali, ovvero difficoltà nei gesti rappresentazionali e non rappresentazionali ed inoltre anche nella sequenza di gesti, anche in bambini in cui possono risultare intatte le abilità motorie di base, giungendo quindi a definire la disprassia in età evolutiva come disordine della gestualità. Altri studi condotti per valutare lo sviluppo delle prassie e dell'abilità gestuale suggeriscono che queste si basano su un *continuum* temporale che parte dall'età dei 2 anni fino ai 12 e che sono supportate da funzioni neurologiche di base e da un'adeguata maturazione cerebrale.

Lurija (1966) ipotizza che l'area 4 del cervello è deputata proprio allo sviluppo dei movimenti volontari ed evolve pienamente intorno ai 4 anni; mentre l'area 6 (regione premotoria) è essenziale per la messa in atto di sequenze di movimenti più complessi e non si sviluppa pienamente se non al raggiungimento dei 6-7 anni.

L'analisi di Berges-Lezine (1965) di gesti non rappresentativi e significativi a livello di braccia, mani e dita delle mani, in bambini dai tre agli otto anni, rappresenta un modello di riferimento tutt'oggi valido per la valutazione delle capacità gestuali; inoltre il modello di valutazione di Denckla (1973), rispetto allo sviluppo della coordinazione motoria dei gesti con le mani e la velocità dei movimenti in sequenza delle dita delle mani, risulta ancora estremamente interessante e degno di ulteriore approfondimento. Questo aspetto, inteso in analogia all'aprassia degli adulti, ci sembra oggi di grande attualità e meritevole di ulteriori ricerche; riprenderemo pertanto l'argomento nel Capitolo 7.

Per riassumere, il termine *disprassia* è dunque usato con accezioni diverse:

- in bambini in cui sono evidenti problemi "motori", che non sono dovute a cause specifiche neurologiche (Denckla e Roeltgen, 1992; Gubbay, 1975 e 1985);
- in quei bambini in cui la disprassia si manifesta come "disturbo o deficit della coordinazione motoria", con deficit nell'ambito gnosico e prassico o come disfunzione sensorio-motoria, definibili anche come *minimal brain damage*;
- come sinonimo di goffaggine (*clumsiness*, Henderson e Hall, 1982; Henderson, 1987), in cui sono evidenti la difficoltà nell'equilibrio (statico e dinamico) e nella coordinazione generale e inoltre il deficit nell'esecuzione di compiti che implicano sequenzialità, quindi in tutte le competenze relative a funzioni adattive;
- come disturbo correlato a difficoltà nell'ambito della gestualità (Kaplan, 1968; Dewey, 1995);
- come deficit d'integrazione neurosensoriale e motoria (Ayres, 1972a e 1972b).

In ambito nosografico, è doveroso ancora citare alcuni lavori che riguardano l'alterazione dello sviluppo delle competenze non verbali, o sindrome evolutiva dell'emisfero destro (Gross-Tsur et al., 1994), e gli studi di Rourke (1989) sui disturbi di apprendimento, in particolare rispetto alla nota definizione relativa ai Non Verbal Learning Disorders (NVLD), o disturbi di apprendimento non verbale in cui viene inserita spesso la disprassia evolutiva. Tale modello è infatti molto diffuso in Italia e usato per l'inquadramento della sindrome disprattica.

Rourke (1989), dedicandosi allo studio di soggetti con difficoltà di apprendimento che presentano particolare discrepanza tra QI di performance e QI verbale, ha dato particolare rilievo all'ambito relativo alle abilità visuo-spaziali, definendo il suo modello come un'analisi della sindrome in termini di "caratteristiche neuropsicologiche che evolvono". Riconosce quindi un insieme di requisiti di base per l'apprendimento, dette risorse primarie, deficitarie nei NVLD (percezione tattile e visiva, schemi motori complessi, capacità a saper trattare con stimoli inusuali). Il bambino con disturbi di apprendimento non verbale privilegia le competenze espressivo-linguistiche e si avvale del codice linguistico come principale strumento di contatto con il mondo esterno. I deficit di secondo livello riguardano disturbi attentivi di ordine tattile, visivo ed esplorativo, mentre i deficit terziari sono a carico della memoria per informazioni visive e tattili e delle capacità di *problem solving*.

Il ricordo di materiale non verbale, presentato in modalità uditiva, visiva o tattile, è insufficiente quando l'input non è in forma linguistica; inoltre questi soggetti incontrano serie difficoltà in operazioni cognitive che implicano la concettualizzazione, l'elaborazione di soluzioni e successiva verifica, l'utilizzo sistematico del feedback e quindi la capacità di esaminare e affrontare situazioni nuove o inusuali. A livello linguistico sono presenti spesso scarsa modulazione prosodica, verbosità, difficoltà pragmatiche.

Secondo Rourke alla base di tale disturbo si può riscontrare una significativa disfunzione o compromissione della sostanza bianca a livello delle fibre lunghe mieliniche, in particolare in soggetti con deficienze nell'emisfero destro o con disfunzioni neurologiche anche minime. Analizzeremo più dettagliatamente tale modello d'interpretazione delle cosiddette difficoltà non verbali di apprendimento nel capitolo sulla disgrafia.

I lavori di Rourke sono stati infatti affrontati e rielaborati in Italia da alcuni ricercatori e clinici rispetto a bambini con disturbi di apprendimento. Essi ritengono si possano evidenziare dei sottogruppi all'interno dei Disturbi Specifici di Apprendimento (DSA), distinguendo il Disturbo di Apprendimento Verbale (DAV) da quello Non Verbale (DANV); in questi casi spesso si evidenzia co-morbidità di DANV e disturbi dell'attenzione (ADD, ADHD).

Inoltre, Sechi et al. (1998) hanno riportato casi di bambini con Disfunzione Neurologica Minore (DNM), che presentavano problemi di programmazione motoria e di altri bambini in cui si evidenziavano prevalenti difficoltà ideative e percettive, distinguendo, in analogia all'aprassia dell'adulto, la disprassia esecutiva da quella ideativa o ideo-motoria. In seguito, hanno ulteriormente descritto bambini che presentavano cadute eterogenee in compiti visuo-spaziali, visuo-costruttivi, neuromotori, prassico-ideativi ed esecutivi, in cui erano presenti anche difficoltà nella comprensione narrativa, difficoltà logico-verbali figurative e di calcolo.

Nell'ambito di questi disturbi vengono citati bambini con disprassia evolutiva; viene messo in evidenza che "bambini disprattici presentano una difficoltà a capire ed analizzare un compito in tutti i suoi aspetti e a organizzare risposte adattive e logico-concettuali corrette" (Levi et al., 1988).

Si distinguono quindi casi di disprassia esecutiva, cioè bambini incapaci di organizzare sul piano temporo-spaziale una corretta sequenza nella risposta motoria e casi di disprassia ideativa, ovvero bambini con difficoltà a rappresentare e rievocare correttamente un programma motorio.

Rispetto alla nostra esperienza in campo clinico, ci sembra difficile poter differenziare nettamente in età evolutiva questi due sottotipi, in quanto alla difficoltà di esecuzione il bambino disprattico associa sempre e primariamente la difficoltà a rappresentarsi e immaginare il corretto programma da eseguire.

Gli stessi autori distinguono inoltre la disprassia evolutiva, caratterizzata da un disturbo complesso connotato da difficoltà visuo-spaziali, di progettazione prassica e di pensiero logico, dalla goffaggine motoria, in cui si evidenziano soprattutto lievi difficoltà visuopercettive, in assenza di difficoltà prassiche e logiche.

Gagliardi (2002), classifica la disprassia nell'ambito del deficit delle capacità extraverbali, sottolineando che alterazioni del sistema visuospaziale e prassico -costruttivo possono configurare quadri clinici diversi a seconda della presenza di deficit più o meno dimostrabili. Queste alterazioni possono modificare o limitare la possibilità di connessioni necessarie per la pianificazione e il controllo di movimenti volontari complessi, fin dalle prime fasi di sviluppo.

Bilancia (1994 e 1999), a seguito dei suoi studi sui disturbi di apprendimento e in particolare sulla disgrafia (Bertelli e Bilancia, 1996), in un suo lavoro sui bambini goffi sottolinea come, al di là della nosografia, nella pratica clinica "è comune esperienza incontrare bambini caratterizzati da una difficoltà cronica ad apprendere atti complessi nuovi, da un abnorme lentezza a renderli automatici una volta appresi, da alterazione della qualità della coodinazione motoria generale espressa in forma di goffaggine nel correre, saltare, arrampicarsi, ecc. e da una persistente difficoltà a copiare modelli tri- e bidimensionali". Secondo Bilancia i criteri di ammissione alla diagnosi di disprassia evolutiva, o disturbo evolutivo della coordinazione motoria, sono: QI totale non inferiore a 85, 10 punti di differenza almeno tra QI verbale e QI di performance, quoziente di sviluppo di abilità motorie inferiore di 2 DS a quello medio per l'età in assenza di patologie neuromotorie maggiori; limita quindi il suo studio a quei casi in cui non sono presenti ritardo cognitivo e disturbi del linguaggio e include questi bambini nell'ambito di un disturbo di apprendimento di abilità percetto-motorie.

Nel suo lavoro mette inoltre in evidenza l'estrema disomogeneità dei dati desunti da valutazioni nell'ambito della clinica corrente su bambini normodotati ed esenti da patologia neurologica maggiore, definiti disprattici.

Effettivamente gli ambiti in cui si manifesta il disturbo della coordinazione motoria o la goffaggine sono molto diversi e non tutti i bambini presentano le stesse difficoltà prattognosiche, avendo a volte una goffaggine generalizzata e un più marcato deficit in un settore specifico.

Nel nostro lavoro clinico (Sabbadini G. e Sabbadini L., 1995), rispetto all'uso del termine disprassia abbiamo sempre operato secondo una logica evolutiva, mettendo soprattutto in evidenza la mancata acquisizione di funzioni adattive, in riferimento al concetto di prassia inteso come un sistema di movimenti intenzionali, coordinati in serie e compiuti in funzione di uno scopo.

Riteniamo in questo senso impossibile distinguere, nel corso dello sviluppo, gli aspetti motori da quelli percettivo-gnosici, e concordiamo quindi con le ipotesi che nella disprassia, oltre al disturbo esecutivo, mettono in evidenza disordini dello schema corporeo, dispercettivi e agnosici oltre che costruttivi e spaziali. Questi aspetti in chiave evolutiva saranno affrontati nel capitolo seguente.

Ribadiamo inoltre che vengono da noi evidenziati alcuni criteri diagnostici identificabili non solo per esclusione, ma anche rispetto a criteri di co-morbidità del sintomo in diverse patologie.

Facendo riferimento a ipotesi da noi ricavate durante anni di clinica e riabilitazione su base neuropsicologica, riteniamo la disprassia non solo un quadro sindromico, ma anche una caratteristica o sintomo presente in diversi disturbi neuroevolutivi (ADHD; DSA; Sindrome di Williams [SW]; Asperger; Pervasive Development Disorders [PDD]; PCI ecc.), ovvero in quei bambini che, sebbene con patologie maggiori, presentano anche sintomi di disfunzione dei sistemi di pianificazione dell'atto motorio volontario e associati disturbi nell'area delle competenze visuo-spaziali.

La disprassia è quindi da noi interpretata come sindrome (*disprassia primaria*) o come sintomo che si associa a specifiche e diverse sindromi (*disprassia secondaria*).

Basi anatomo-funzionali del movimento volontario

I movimenti volontari si distinguono dai movimenti riflessi per due caratteristiche essenziali: l'efficienza migliora con la pratica e la generazione avviene in modo autonomo, senza necessariamente la presenza di uno stimolo sensoriale. L'esperienza, la motivazione, la memoria e l'apprendimento costituiscono le basi che migliorano gli aspetti di precisione, velocità e automatizzazione, nel senso di una minore richiesta di controllo attentivo consapevole.

Questo tipo di movimenti coinvolge in modo integrato il funzionamento di diverse aree e strutture cerebrali, sia a livello corticale sia sottocorticale, in stretto legame con i sistemi sensoriali. Inoltre, è necessario considerare che il buon funzionamento dei muscoli effettori e delle giunzioni neuromuscolari realizza il successo di un'azione volontaria e la sua correttezza.

Il sistema nervoso centrale è connesso ai muscoli attraverso una comunicazione che avviene essenzialmente attraverso fibre nervose afferenti ed efferenti. Gli studi con pazienti adulti, affetti da specifiche lesioni cerebrali, hanno evidenziato la stretta connessione tra la sede del danno e la funzione motoria deficitaria. Si possono distinguere, infatti, diversi livelli di controllo motorio durante l'esecuzione dei movimenti, livelli gestiti da aree e strutture cerebrali differenti.

Un primo livello è gestito da tre aree della corteccia cerebrale: la corteccia motoria primaria, la corteccia premotoria e l'area motoria supplementare. Queste aree inviano impulsi nervosi al midollo spinale attraverso il tratto corticospinale ventrale e laterale (fasci piramidali) e indirettamente attraverso i sistemi motori del tronco dell'encefalo (fasci extrapiramidali).

L'area premotoria e l'area motoria supplementare inviano segnali anche alla corteccia motoria primaria e realizzano funzioni importanti per la pianificazione e coordinazione di sequenze motorie complesse. Inoltre, sono informate dalla corteccia parietale posteriore circa l'orientamento e gli aspetti spaziali del movimento e dalla corteccia prefrontale per il mantenimento temporaneo dello schema d'azione basato sulle informazioni di natura spaziale.

Da un punto di vista funzionale, la corteccia motoria primaria ha il ruolo d'iniziare il movimento, ma non di pianificarlo. Diversamente, la corteccia premotoria gestisce la preparazione dei muscoli posturali per l'inizio del movimento e per l'orientamento del corpo e del braccio verso uno stimolo *target*. Infine, la corteccia motoria supplementare ha un ruolo fondamentale nella programmazione di sequenze complesse dei movimenti piuttosto che a livello dell'esecuzione.

Sulla base di studi condotti con tecniche di neuroimaging, è stato possibile evidenziare come durante compiti motori semplici (ad esempio aprire e chiudere la mano) non si ottiene nessuna attivazione nella corteccia motoria supplementare, mentre si ha un'attivazione importante a livello della corteccia motoria primaria. Al contrario, in compiti motori complessi (ad esempio *tapping* alternato delle dita) si ha un'attivazione di tutte le aree prima descritte.

Esistono altre due strutture nervose implicate nella regolazione dell'attività motoria: il cervelletto e i gangli della base.

Il cervelletto corregge gli errori durante il movimento attraverso un confronto tra i comandi motori discendenti e le informazioni relative a come il movimento è realmente eseguito, espletando una funzione importante di controllo basato su un confronto *on line* tra la pianificazione del movimento, con relativo *feedforward* interno, e le informazioni provenienti dalla periferia (*feedback* esterno su come il movimento è realmente eseguito).

I gangli della base sono costituiti da nuclei sottocorticali, di cui i principali sono il putamen ed il nucleo caudato, che prendono parte al controllo cognitivo dell'attività motoria elicitando quali schemi di movimento eseguire e con quale sequenza per raggiungere l'obbiettivo dell'azione motoria. Questa funzione di controllo superiore è possibile solo grazie alle strette connessioni che intercorrono con le aree motorie corticali, con la corteccia prefrontale e con le aree di associazione corticali. In definitiva, i nuclei della base regolano i movimenti involontari che accompagnano i movimenti volontari.

Un'azione complessa sul piano motorio richiede, necessariamente, l'integrazione tra l'attività delle aree deputate al controllo motorio e le aree deputate all'elaborazione delle informazioni sensoriali e all'integrazione delle informazioni sensoriali (corteccia sensoriale e corteccia associativa).

Sono possibili due tipi di connessioni tra queste aree e le aree deputate al controllo del movimento. Una prima connessione prevede afferenze alla corteccia prefrontale e a quella premotoria che provengono da diverse zone della corteccia sensoriale di ordine superiore le quali proiettano direttamente alla corteccia motoria primaria. Un secondo tipo di connessione si stabilisce tra le parti della corteccia sensoriale di ordine superiore che proiettano prima all'area associativa prefrontale, la quale proietta in un secondo tempo alla corteccia premotoria e poi a quella motoria primaria.

Infine non si deve trascurare il ruolo dei sistemi sensoriali periferici: vista, udito, tatto e propriocezione. In definitiva, un'azione volontaria è il prodotto di una sinergia che coinvolge, a diversi livelli di funzionamento, aree corticali differenti che, nella loro specificità, contribuiscono a determinare il migliore adattamento possibile all'ambiente (Carlson, 2002).

Eziologia

L'eziologia della disprassia è ancora poco definita; spesso nella racolta anamnestica viene evidenziata una familiarità per tale tipo di disturbi che farebbe ipotizzare una componente genetica.

In alcuni studi (Dunn et al., 1986; Gubbay, 1985), viene messo in evidenza il fatto che nel 50% dei casi si riscontrano problemi in gravidanza, o durante il parto o alla nascita (problemi pre- e perinatali), per lo più non ritenuti importanti e non dichiarati esplicitamente ai genitori.

Inoltre si sottolinea l'incidenza di disprassia nei casi di bambini prematuri o postmaturi (dalla 37a alla 42a settimana); soprattutto frequente l'incidenza di disprassia in bambini immaturi e a basso peso.

Ci sembra inoltre interessante, rispetto ad alcune considerazioni e osservazioni in campo clinico da noi riportate nell'osservazione di bambini disprattici, l'ipotesi di una disfunzione a livello della colonna dorsale del lemnisco medio da cui dipende la percezione tattile (Ayres, 1972 a, b).

Molti bambini disprattici mostrano, infatti, un'evidente ipersensibilità o incapacità a reagire adeguatamente nei confronti di stimoli sensoriali; ciò li rende poco disponibili a focalizzare la loro attenzione su specifiche attività cognitive.

Da alcuni ricercatori vengono messe in evidenza alcune atipie a livello corticale, quali dilatazione dei ventricoli, prominenza del solco corticale (Gubbay, 1985; Gubbay e Klerk, 1995), anormalità a carico della sostanza bianca (Denckla e Roeltgen, 1992); alcune ipotesi riguardano inoltre la possibilità di disfunzioni cerebellari o disconnessione inter- o intraemisferica.

Indagini neuroradiologiche ormai sempre più sofisticate (TAC, RMF, PET) tendono a definire la disprassia come esito e conseguenza di ecodensità periventricolari della sostanza bianca e microlesioni sempre a carico della sostanza bianca, a cui si associa un assottigliamento della parte posteriore del corpo calloso (Jongmans et al., 1998). Correlazioni tra encefalopatie in epoca neonatale e problemi in età scolare vengono messe in evidenza da Mercuri e Barnett (2003) tramite MRF.

La disprassia viene quindi inquadrata all'interno dei disturbi motori minori, soprattutto frequenti in casi di bambini prematuri, immaturi e/o a basso peso. Tutto ciò non esclude però la possibilità, secondo questi autori, di co-morbidità di disprassia in patologie conclamate o in sindromi con segni neurologici maggiori. Molto importanti secondo queste ipotesi saranno nei prossimi anni gli studi di dati raccolti con MRF soprattutto in bambini cosiddetti puri o con segni neurologici sfumati (in particolare nei casi di immaturità e/o di basso peso alla nascita).

Secondo altri autori, nel bambino disprattico parti del sistema nervoso cerebrale non sono sufficientemente mature, sì da permettergli di seguire un tracciato o un programma, dall'inizio dell'azione sino alla risposta, senza che avvenga un'interruzione della trasmissione tra le reti sinaptiche o senza che il processo venga sfalsato per eccessiva lentezza della trasmissione. La disprassia è, secondo questa ipotesi, il risultato della parziale immaturità delle reti neurali a livello cerebrale (Portwood, 1996; Hill, Bishop e Nimmo-Smith, 1998), con conseguente deficit dell'organizzazione del movimento, a cui si associano problemi percettivi e spesso anche di linguaggio. Viene inoltre messa in evidenza un'alterata regolazione tonica tra muscoli agonisti e antagonisti durante il movimento intenzionale, e una particolare facilità di diffusione dello stimolo a segmenti corporei non direttamente implicati nell'atto motorio.

Il processamento dell'informazione appare più lento e, seppur rivolto a uno specifico arto, di fatto il messaggio, in una qualche forma, arriva anche agli altri segmenti corporei. Questo comporta una mancata capacità di selezionare e decodificare, in modo chiaro e pulito, il movimento da realizzare. Questi bambini possono avere difficoltà, per esempio, a chiudere a pugno le mani, creando una tensione sugli arti superiori, rilasciando contemporaneamente gli arti inferiori. Un altro elemento importante che influisce sulla realizzazione di un progetto motorio è la difficoltà d'integrazione del movimento segmentario degli arti nella loro globalità, che può determinare un'estrema difficoltà nella coordinazione di atti motori complessi o in sequenza.

Infine, rispetto alle ipotesi cliniche di distinguere casi puri di disprassia, senza segni neurologici (definibili *disprassia evolutiva specifica*), o sintomi associati, secondo la nostra esperienza clinica in ambito riabilitativo (Sabbadini G. e Sabbadini L., 1995), abbiamo potuto constatare che questa divisione non è poi così rilevante; le considerazioni patogenetiche sulla natura del fenomeno e sulle implicazioni di ordine clinico e terapeutico ci sono derivate in gran parte dai casi con sintomi e patologie associate. Riteniamo tuttavia che attualmente le possibilità d'indagine siano molto più sofisticate di alcuni (pochi!) anni fa e può, anche in termini prognostici, risultare significativo poter evidenziare e conoscere l'entità di danni o segni neurologici anche di entità minima.

Ricordiamo che la disprassia è per definizione sempre presente nei casi di agenesia del corpo calloso, nella sindrome di Joubert e, secondo la nostra esperienza clinica, nei casi di sindrome di Williams, sindrome di Down, nei PDD e Asperger.

Descrizione delle diverse caratteristiche della sindrome disprattica

In un lavoro di Sabbadini G. et al. (1993) sono stati analizzati più di cento casi di bambini con diagnosi di disprassia, differenziati quindi in due gruppi: un primo con presenza di disprassia "pura", cioè in assenza di segni neurologici rilevanti, in cui prevale uno specifico tipo di disprassia (ma è raro incontrare casi di disprassia di un solo tipo); un secondo gruppo, invece, caratterizzato dalla presenza di disprassia, associata ad altri disturbi neurologici (diplegie, monoplegie, emiplegie ecc.) o altre patologie.

L'esame compiuto su bambini, in un range di età compreso tra i 6 e i 12 anni, ha permesso di rilevare che nella maggior parte dei casi esaminati è frequente riscontrare il sovrapporsi di più forme disprattiche:

- disprassia verbale ⟶ disprassia orale

- disprassia di sguardo ⟶ disprassia della marcia
  ⟶ disprassia della scrittura e del disegno
  disprassia del vestirsi

- disprassia costruttiva ⟶ disprassia del disegno e della scrittura

L'associazione tra le varie forme di disprassia permette alcune riflessioni, in particolare per ciò che concerne la disprassia della scrittura: spesso i bambini disgrafici presentano, infatti, altri tipi di disprassia associata e tra queste soprattutto la disprassia di sguardo, con conseguenza di disordini relativi alla componente visuo-percettiva, alla capacità di esplorazione, all'organizzazione spaziale e coordinazione occhio-mano, visuo-motoria e visuo-cinestetica.

Pertanto il problema attuale è proprio quello di delineare indicatori specifici, rilevabili in età precoce, che abbiano valore predittivo per la comparsa di disprassia: una disprassia di sguardo potrebbe predire la comparsa di una disgrafia aprassica in età scolare, così come una difficoltà nel disegno e nelle attività visuo-costruttive.

L'aprassia costruttiva è stata definita da Benton (1966) come un deficit nelle attività che richiedono la capacità di assemblare le parti di un modello, sì da riprodurlo esattamente uguale a quello proposto. Nella parte relativa alla descrizione della disgrafia riporteremo alcuni esempi di prove da noi utilizzate in questi casi.

Quanto finora detto vale soprattutto riguardo gli aspetti clinici della prognosi del sintomo o della prevedibilità di "evoluzione" del sintomo. In tal senso vogliamo ribadire l'importanza di una diagnosi precoce in funzione di trattamenti terapeutici mirati e riferibili al momento evolutivo di ogni singolo individuo.

Capitolo 2
La disprassia e il ciclo percezione-azione-cognizione

Secondo la nostra impostazione metodologica riteniamo che per una definizione di prassia e di disprassia in età evolutiva si debba partire dalla considerazione del "come" si costruisce una prassia. Ragionando, inoltre, in termini evolutivi, è importante chiedersi "perché" talora accade che un bambino non ha costruito delle prassie oppure non le ha ancora costruite, o le usi in modo approssimativo o poco corretto.

Nelle ricerche degli ultimi anni basate sulle teorie dell'*embodied cognition* (Thelen, 1995; Iverson e Thelen, 1999; Borghi e Iachini, 2002) del connessionismo (Elman et al., 1996; Bates e Dick, 2002) e dei sistemi dinamici (Thelen e Smith, 1994) è emerso sempre di più l'interesse per le idee relative agli aspetti dello sviluppo legati al binomio corpo-mente e si va sempre più affermando l'ipotesi che le esperienze ricavate dal corpo giocano un ruolo essenziale per lo sviluppo della mente, ovvero per lo sviluppo cognitivo.

Rispetto al termine *embodied cognition* (Thelen, 1995; Iverson e Thelen, 1999) ci è sembrato interessante notare che in esso è percepibile il vocabolo *body* (corpo), a sottolineare che lo sviluppo cognitivo, come detto precedentemente, correla strettamente con lo sviluppo delle funzioni motorie e il controllo delle stesse, per il raggiungimento di determinati scopi; pertanto usiamo per l'italiano il termine *cognizione endocorporea*.

Borghi e Iachini (2002) definiscono il termine *cognizione incarnata* perché lo ritengono più vicino all'inglese, cioè radicato nel corpo, così da evidenziare che lo sviluppo cognitivo evolve a partire dalla percezione del proprio essere, innanzitutto come organismo fisico, parallelamente allo sviluppo delle funzioni motorie e al controllo delle stesse.

Secondo questa nuova prospettiva, quindi, rispetto all'emergere di nuovi apprendimenti, viene enfatizzato lo stretto legame tra *percezione-azione-cognizione*; la nozione che la mente, il pensiero nasce e si sviluppa dall'*interazione* del *corpo* con l'*ambiente* (posizione interattivo-cognitivista) si contrappone al punto di vista cognitivista, predominante negli anni del dopoguerra.

Infatti da un punto di vista cognitivista in senso stretto, il corpo è un veicolo che esegue comandi generati dalle capacità simboliche della mente, ovvero l'individuo può muoversi nell'ambiente circostante grazie a un modello dettagliato della realtà organizzato in una struttura simbolica. L'azione è governata quindi centralmente da componenti prettamente cognitive.

Secondo il modello dell'*embodied cognition*, invece, l'individuo agisce nell'ambiente senza possedere una rappresentazione di natura puramente cognitiva che lo guida, ma compie dei movimenti in base alle informazioni che gli provengono dall'ambiente stesso, nel momento della stessa azione e sul ricordo di esperienze simili.

La cognizione quindi nasce e progredisce tramite l'esperienza e la percezione del mondo circostante e inoltre mediante l'azione su di esso; essa dipende in modo cruciale dal fatto di avere un *corpo capace* in termini di funzioni percettive e motorie e soprattutto dal *tipo di esperienze* che tale corpo ha avuto possibilità di compiere (Iverson e Thelen, 1999).

Il bambino "apprende" via via che nell'interazione e attraverso la *mediazione* dell'adulto è messo in condizioni di *recepire e di sperimentare azioni in termini positivi, che soddisfino scopi e intenzioni che si è prefisso*.

Quindi lo sviluppo del *sé* e delle potenzialità personali dipende da fattori intrinseci, ma anche dall'*ambiente* e dall'interazione con l'*altro* (Neisser, 1999).

La mente è dunque concepita come un sistema emergente da una lunga storia di interazioni tra organismo e contesto in cui vive; un'esperienza costituita da scambi reciproci tra percezione e azione. Se l'interazione con l'ambiente avviene tramite la percezione e la possibilità di azione su di esso, è anche vero che nel corpo si situano *sia* tutte le potenzialità *che* i limiti all'interazione stessa e conseguentemente anche le potenzialità e i limiti all'emergere della cognizione. Sono quindi in particolare le caratteristiche fisiche del corpo e della rete neurale del cervello a determinare e vincolare i processi mentali.

Non si può distinguere, tra le produzioni di un soggetto, quali appartengono alla categoria della semplicità e quali alla categoria della complessità. Non si possono separare i processi cognitivi tradizionalmente considerati superiori, come la concettualizzazione e il linguaggio, da quelli inferiori, come i processi sensomotori.

La forte connessione esistente tra aspetti motori e funzioni cognitive è attestata anche da Lieberman (2000), che ha osservato che strutture encefaliche primitive, come i gangli della base, a cui sono attribuite funzioni di controllo delle azioni motorie complesse, svolgono un proprio ruolo in attività cognitive, come il linguaggio.

I simboli con i quali opera l'attività cognitiva si costruiscono e trovano una loro collocazione proprio a partire dal livello sensomotorio.

Azione, percezione e cognizione sono, come abbiamo detto, tre aspetti di un'unica funzione: interagire con l'ambiente. Questo comporta che la cognizione è intrinsecamente *incarnata* e che non possiamo studiare le funzioni mentali indipendentemente dal corpo che le esprime.

Si evidenzia quindi sempre di più l'importanza di osservare l'individuo rispetto alla capacità di organizzarsi nell'ambiente, di saper agire e recepire adeguatamente gli stimoli provenienti da questo, dove comunque l'interazione con l'altro è considerata essenziale per lo sviluppo, non come fatto solo relazionale, ma capace di modellare meccanismi cognitivi.

"Il corpo, nell'architettura del suo scheletro e nelle funzioni dei suoi organi, può essere visto come un dispositivo cognitivo da cui inizia l'attività mentale e a cui ritorna traducendosi in azione" (Oliverio, 2001). Il corpo viene dunque considerato come un *sistema* costituito da un insieme di elementi, ma non dal risultato della somma degli stessi. Esso nella sua integrità costituisce qualcosa di diverso dalla semplice somma delle sue parti. In una visione olistica, non è possibile prevedere il comportamento globale del sistema a partire dal contributo dei singoli elementi e delle loro interazioni locali, ma solo guardando a esso come insieme inscindibile.

Il bambino seguirà uno sviluppo per tappe successive sia sull'aspetto motorio che cognitivo, in relazione a due componenti fondamentali: lo sviluppo ontogenetico e l'apprendimento. Il primo componente inciderà sull'evoluzione dell'organismo in base a parametri già prefissati geneticamente. Il secondo influenzerà invece lo sviluppo in modo variabile rispetto all'ambiente nel quale il bambino opererà.

La conoscenza si svilupperà non in base a moduli cognitivi più o meno prestabiliti, ma come frutto dello sviluppo ontogenetico che si arricchisce per apprendimento. È comunque riconosciuta l'esistenza di un apprendimento più naturale e veloce per alcune conoscenze piuttosto che altre perché l'evoluzione filogenetica ci ha, in un certo senso, già preparato a esse (Edelmann 1989, 1991).

Lo *sviluppo* deve dunque essere inteso come capacità di tenere insieme vari sistemi percettivi e motori, in grado di attivare quello che il cervello pensa, quello che l'ambiente offre come stimolo e quello che l'interazione tra l'organismo e l'ambiente richiede.

Esso è dunque frutto della capacità di usare i vari sistemi con flessibilità, per l'esecuzione di differenti azioni, che sottendono sempre l'aggregazione di più funzioni e l'attivazione dell'attenzione condivisa.

Rispetto allo sviluppo motorio, tale processo inizia con la progressiva specializzazione dei diversi sistemi, sì da raggiungere un buon livello di coordinazione tra le varie strutture e un raffinato controllo delle sequenze necessarie per esplicitare le funzioni adattive (*qualità* dell'esecuzione motoria).

Durante l'azione il controllo necessario per l'attivazione dell'attenzione condivisa determina spesso tensione a livello muscolare, mentale ed emotivo. Per poter riuscire a usare il corpo nelle diverse funzioni in modo sciolto e capace bisogna che questo avvenga con la minima tensione possibile: questa è spesso indice del livello di funzionamento e della coordinazione tra corpo, pensiero ed emozioni.

La conoscenza-consapevolezza di se stessi, nel senso di *regolazione e autocontrollo* dei propri stati interni e capacità di coordinare il movimento con intenzionalità, costituisce la premessa per lo sviluppo dell'*embodied cognition*. La percezione di sé, così appresa, consente di esercitare l'abilità di autocontrollo a diversi livelli: motorio, percettivo e cognitivo.

Sviluppo della percezione

Apprendere significa dunque *"costruire il proprio Io*, ogni giorno diverso e rinnovato, *costruire il mondo esterno*, ogni volta più ricco perché conosciuto e vissuto in misura maggiore e in modo diverso, *costruire ed affinare gli strumenti di conoscenza*, cioè i recettori (i 'cinque sensi') al servizio dell'Io, sempre proiettati verso il mondo esterno" (Sabbadini G. e Sabbadini L., 1995).

La conoscenza è il frutto dell'interazione tra la capacità di *percepire* gli stimoli che provengono dall'ambiente e la possibilità di *agire* consapevolmente in conseguenza di questi. Da qui il binomio *percezione-cognizione,* ovvero la messa in atto dei processi attraverso cui il bambino sceglie, organizza, interpreta lo stimolo sensorio attraverso le proprie abilità percettive: vista, udito, tatto, gusto, olfatto.

Rispetto alla capacità di percepire non è semplice definire quale di questi tre elementi - la percezione dell'Io, la percezione del mondo esterno, gli strumenti che permettono di recepire - predomini sugli altri: essi si manifestano ed evolvono insieme, ciascuno inevitabilmente al servizio o come strumento degli altri due e, contemporaneamente, come condizione per l'esistenza e la crescita degli altri due, sì che, come afferma Gibson (1966). "Percepire il mondo significa percepire contemporaneamente se stessi".

L'associazione tra le esperienze realizzate contemporaneamente da due o più analizzatori rende significativo e coerente il valore di ciascuna delle due esperienze, anche se, a livello di coerenza, noi tendiamo a privilegiare alcune informazioni rispetto ad altre.

In genere l'*analizzatore visivo* è quello maggiormente privilegiato e facilita l'accettazione e il riconoscimento delle informazioni che provengono da altri canali sensoriali. La capacità di usare adeguatamente la vista e i movimenti oculari per la ricerca attiva di particolari stimoli ambientali diviene per il bambino vedente fonte inesauribile di apprendimento.

Inoltre il confronto e l'integrazione tra esperienze provenienti da più canali sensoriali ci offre la base per costruire categorie e concetti, per classificare e per definire i modi d'intervento sul mondo esterno che in questo modo viene conosciuto, categorizzato e quindi rappresentato.

Secondo questa ottica si può affermare che la struttura percettiva del mondo esterno, che un individuo si costruisce, è cosa diversa dal mondo esterno materiale, da cui l'ha ricavata: non riflette e non rispecchia mai esattamente la realtà da cui proviene; è costruita da essa ma arbitrariamente, cioè rispetto alle condizioni ambientali e alla disposizione psicologica o fisica dell'individuo che percepisce. Vi è pertanto coincidenza tra le due locuzioni "struttura percettiva del mondo esterno" e "rappresentazione interna del mondo esterno"(RIRE), per cui "il mondo non è quello che è, ma quello che ci appare" (Gibson, 1979).

Rappresentazione

Il cognitivismo classico riteneva la rappresentazione mentale come un'organica, plausibile e dettagliata visione della realtà. Il modello interattivo-cognitivista intende invece la rappresentazione mentale in termini neurali: le immagini mentali svolgono il compito di simulare e anticipare in maniera flessibile e dinamica l'interazione tra corpo e ambiente, riproducendo le caratteristiche metriche e le forze dinamiche che agiscono nello spazio; costituiscono pertanto un esempio di cognizione endocorporea perché emergono dalla sintesi percettiva di tutti i canali sensoriali.

Bisogna tener presente che ogni azione, compiuta sempre con maggior destrezza rispetto alla precedente, contribuisce a un rimodellamento della rappresentazione.

La rappresentazione dunque non si riferisce semplicemente o soltanto alla struttura percettiva, ma anche a tutti quegli aspetti della realtà, *non necessariamente percepiti*, che il *cervello ha costruito soggettivamente*, per completare ciò che ha percepito e ciò che ha previsto come possibile, mantenendolo comprensibile e credibile, anche attraverso prove ed errori. Ne consegue che non si può mai parlare in assoluto di un deficit nell'uno o nell'altro dei tre elementi (Io / mondo esterno / sistema percettivo), ma piuttosto bisogna riconoscere che una carenza in uno di essi comporta naturalmente una carenza negli altri due settori.

Esiste dunque un rapporto reciproco statico-dinamico triangolare tra:

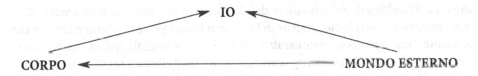

- L'Io esiste se il corpo interagisce con il mondo esterno;
- Il mondo esterno - lo spazio extracorporeo - esiste soggettivamente se l'Io utilizza il corpo (cioè i recettori, il movimento) per scoprire le variazioni, le invarianze e le regole...;
- Il corpo e lo spazio personale esiste se l'Io può utilizzarlo per stabilire contatti con il mondo esterno.

Questo rapporto tuttavia necessita di una reciproca disponibilità: da una parte ogni individuo si adatta all'ambiente, man mano che affina le sue capacità esplorative e apprende, attraverso l'esperienza e attraverso un processo di categorizzazione, che alcune caratteristiche sono fisse e regolari rispetto a determinati oggetti; si costruisce così le invarianze o *affordaces* (Gibson, 1979), cioè aspetti dell'ambiente disponibili per compiere determinate azioni. Ma d'altra parte, ai fini dell'apprendimento, è anche l'ambiente, *fatto da persone e cose*, che si deve adattare all'individuo, rispettandone i limiti e le possibilità. Solo così si possono verificare le condizioni ottimali per uno sviluppo continuo e costante.

Esperienza e cognizione

Secondo quanto abbiamo detto, il binomio percezione-azione contiene implicitamente il concetto di percezione-azione-cognizione, sottolineando il ruolo che la capacità di percepire adeguatamente e selezionare gli stimoli (attenzione selettiva) ha rispetto all'emergere di nuovi apprendimenti.

A questo punto il problema consiste nel comprendere e analizzare quali strategie di organizzazione per la coordinazione di funzioni e sottofunzioni ogni individuo mette in atto, durante le varie fasi dello sviluppo e della conoscenza.

Nello sviluppo motorio del bambino l'intenzionalità svolge un ruolo determinante laddove il soggetto, con strumenti percettivi e motori adeguati, è posto in un ambiente costruttivo. Diversi studi si sono concentrati su come le varie componenti cooperano per stabilizzare i risultati raggiunti in un certo stadio dello sviluppo motorio e nello stesso tempo nel far emergere nuove abilità.

Bernstein (1973) definì il movimento intenzionale in termini di cooperante interazione di molte parti del corpo, ovvero un prodotto all'interno del quale l'apporto di ogni singolo segmento non è più rinvenibile. Per ottenerlo innanzitutto si devono selezionare e combinare, tra molti altri, muscoli, nervi, tendini; poi si deve organizzare la corretta sequenza di ogni segmento del movimento globale. Inoltre si deve considerare che la contrazione di un pattern di muscoli è in grado di produrre movimenti di diversa tipologia.

Non esiste un rapporto gerarchico tra mente e corpo, osserva Bernstein, perché il movimento è il risultato di un'attivazione del sistema nervoso centrale strettamente connesso con le proprietà biomeccaniche del corpo; si pone inoltre in stretta relazione con l'ambiente circostante, con le sue caratteristiche fisiche e spaziali. Nell'ottica di una così ampia multicomponenzialità, ogni atto motorio costituisce un risultato unico e non ripetibile. Non è quindi possibile distinguere fasi e singoli campi d'azione di tutti i componenti che concorrono all'esplicitazione di uno specifico movimento. Si tratta di un sistema complesso in cui non è possibile prevedere il comportamento globale del sistema a partire dal contributo dei singoli elementi e delle loro interazioni locali.

Questa attività così complessa sembra richiedere un modulo organizzatore, la presenza di un *homunculus* che coordina e dirige le varie parti verso la realizzazione del movimento. Bernstein ipotizza un sottosistema, rispetto a quello del sistema nervoso, che contestualmente alla localizzazione delle parti interessate al movimento pianifichi dei programmi motori specializzati; questa organizzazione del sistema motorio e cognitivo rende il sistema motorio in grado di operare adattandosi in modo flessibile alle esigenze dell'ambiente esterno; ma l'azione risulta ancora essere il frutto dell'attività di una categoria collocata nella mente.

Come è stato già detto, negli ultimi dieci anni, in diversi studi sullo sviluppo motorio, viene enfatizzata la multicasualità nell'emergere di un nuovo comportamento motorio: percezione, azione, cognizione, contesto, capacità di esplorazione, di selezione e di organizzazione delle informazioni: ogni componente di questo articolato sistema si realizza sia come causa che come prodotto.

La coordinazione delle parti avviene però senza un controllo centrale esecutivo, ma attraverso l'interazione dei componenti, in modo tale che il sistema è autoorganizzato. In questo senso è teoricamente impossibile isolare il comportamento di ogni singolo componente per esaminare l'evolvere del cambiamento. Inoltre bisogna considerare che l'atto motorio è un sistema dinamico che trova una sua continuità nel tempo. Non si può scindere un atto motorio da quello precedente e da quello successivo.

Ciò che genera un nuovo pattern motorio è la destabilizzazione di uno dei suoi componenti o nuove esigenze elicitate dall'ambiente.

In questo modello, il livello sensomotorio e quello concettuale, distinti da Piaget, si riavvicinano tanto che la cognizione trova linfa vitale di accrescimento proprio dalla percezione e dall'azione; essa emerge dagli stessi processi dinamici dai quali originano percezione e azione.

Concetto di intenzionalità e metacognizione

Per quanto riguarda il termine azione è importante considerare il concetto di intenzionalità a essa implicita, e in particolare di *movimento intenzionale*.

L'*azione intenzionale finalizzata* consiste nella costruzione di atti elementari, ordinati in serie, la cui performance è modificata nel senso di una sempre minore variabilità e maggiore economia, per merito del feedback, feed-forward e della comprensione e verifica dei risultati (Bruner, 1971).

Bruner ha posto in rilievo quanto il momento della verifica del risultato sia determinante per l'evoluzione globale del bambino.

L'apprendimento di schemi motori si evolve a partire dai comportamenti istintivi o riflessi. Attraverso dei *pre-adattamenti*, altamente flessibili, i comportamenti da riflessi si trasformano in atti intenzionali (azioni) solo dopo che il bambino ha potuto verificare quali adattamenti comportamentali gli procurano soddisfazione.

L'intenzionalità porta alla formulazione di un programma per autoregolare il proprio organismo e realizzare la sequenza motoria. Questa competenza è anche detta *metacognizione*.

La metacognizione viene definita quindi come consapevolezza e controllo di se stessi e dei propri processi interni e come capacità di pianificazione. Per comprendere il ruolo svolto dalla metacognizione, vengono messe in evidenza quattro funzioni fondamentali:

predizione: la capacità di rappresentarsi una sequenza di eventi;
progettazione: la capacità di organizzare, nel modo più economico, un'adeguata procedura procurandosi anche gli strumenti di cui si ha bisogno;
monitoraggio: la capacità di saper controllare l'andamento di un processo cognitivo;
verifica: la capacità di saper valutare il risultato raggiunto e correggere gli eventuali errori.

L'acquisizione di competenze e di abilità precoci si realizza tramite i parametri *intenzione* e *verifica del risultato*. Più precisamente, a proposito dell'intenzione, la competenza precoce riguarda in misura considerevole il *feed-back*.

Il *feed-back* però non è soltanto un controllo "a posteriori" (*back*) come quello realizzato nei sistemi meccanici progettati dall'uomo: esso presuppone un processo interno che verifica il risultato a partire dalla rappresentazione del mondo esterno, costruita dall'esperienza precedente (Bruner).

Il *feed-back* è in primo luogo *feed-forward* (cioè *a priori*) ed è dunque costituito da tre stati o momenti:

- il *feed-forward* o *feed-back* interno, che riguarda la preparazione e l'anticipazione dell'azione;
- il *feed-back* vero e proprio, che si realizza nel corso dell'azione a opera del sistema effettivo;
- la verifica del risultato (globale), che vale come un *feed-back* "a posteriori".

L'intenzione coincide cronologicamente con il *feed-forward*, con la "rappresentazione" mentale dell'attività, e con la programmazione degli atti sequenziali indispensabili per realizzarla.

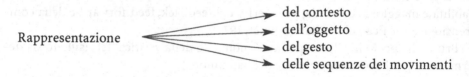

La mancata acquisizione può essere imputata indifferentemente a un mancato sviluppo del *feed-forward* (per esempio per scarsa rappresentazione o difficoltà di programmazione un deficit del *feed-back* nel corso dell'azione o a una difficoltà di verifica del risultato (per esempio verifica percettiva dell'adeguatezza del compito svolto).

È ipotizzabile che la mancata acquisizione sia imputabile contemporaneamente a tutti questi fattori, ovvero - la carenza riguarda necessariamente e contemporaneamente tutti e tre gli aspetti del *feed-back* che abbiamo schematizzato, in particolare, secondo la nostra esperienza, del *feed-forward*. L'intenzione, infatti, non è da subito sinonimo di presa di coscienza e di consapevolezza, in piena autonomia decisionale.

L'esperienza metacognitiva, cioè la capacità di regolare i propri processi cognitivi, deve essere distinta dalla conoscenza metacognitiva, cioè dalla presa di coscienza o consapevolezza di ciò che si conosce (Flavell, 2000; Fig. 2.1).

Gli adattamenti degli schemi motori che il bambino compie fin dai primi mesi di vita costituiscono una prima forma di metacognizione intesa innanzitutto come *iniziale autoregolazione*. Il bambino "regola" dapprima in maniera non consapevole i propri processi, per dirigere la propria azione verso un obbiettivo che lo attira o un'esperienza che lo aveva in precedenza soddisfatto.

La conoscenza metacognitiva riguarda invece la capacità di riflettere sui propri processi cognitivi avendone quindi consapevolezza, in quanto l'aver raggiunto l'obbiettivo ha permesso al soggetto di comprendere le strategie di organizzazione utili per il conseguimento dell'azione stessa e di verificarne l'efficacia in funzione dello scopo, ovvero di realizzare strategie di risposta ai fini adattivi, in sintesi di costruirsi il *feed-forward*, ovvero la rappresentazione dei target raggiunti.

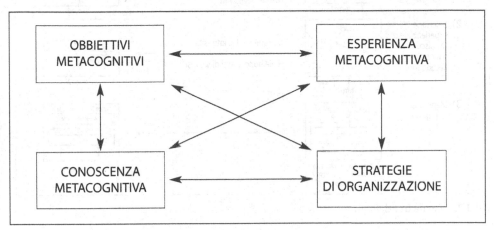

Fig. 2.1. Schema di Flavell

Questa impostazione è fondamentale anche rispetto alla metodologia di base per la terapia; adeguare l'ambiente perché il bambino possa sperimentare con successo le proprie azioni e verificarne il risultato significa potenziare la capacità di costruire o migliorare funzioni adattive. In chiave neuropsicologica, considerando l'estrema plasticità del sistema nervoso, soprattutto nei primi anni di vita, tutto questo può essere inteso anche in funzione del potenziamento delle reti neurali e dell'aumento delle connessioni all'interno di esse. In virtù dell'esperienza conseguita le reti neurali si modificano e si verificano, nel corso dello sviluppo, in progressivi miglioramenti funzionali.

Questi concetti sono stati esplicitati da Gerald Edelman, biologo, premio Nobel nel 1972, tramite la sua teoria denominata della *mappatura* e *mappatura rientrante* (1992): tra le tantissime varietà di cellule che il corpo umano possiede, uno dei tipi più specializzati è la cellula nervosa (neurone); il cervello è formato da queste cellule che sono interconnesse tramite un complesso sistema neurale. Molte di queste tracce o reti neurali servono per scopi precisi in quanto il cervello seleziona, via via, quelle che servono all'individuo per determinati scopi. La forza delle connessioni aumenta quando a una determinata azione corrisponde il raggiungimento di un preciso obbiettivo. In ogni caso le nostre possibilità di successo dipendono, ragionevolmente, dal nostro contesto di azione, e da esso dipendono anche la semplicità o la complessità della nostra esperienza. Tutto ciò che funziona verrà ripetuto, oppure, se superfluo, abbandonato; ovvero, tutto ciò che ha lasciato una traccia a livello della rete neuronale potrà essere ripetuto e sarà quindi oggetto di *marcatura*, ovvero di mutamenti nell'intensità delle popolazioni sinaptiche.

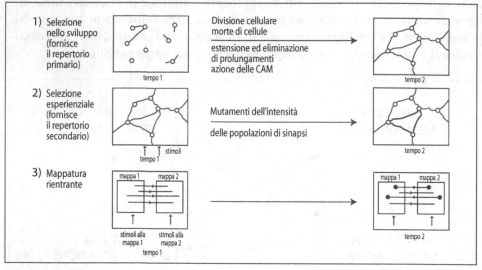

Fig. 2.2. Schema di Edelmann

È ormai noto che l'intenzione si sviluppa molto precocemente: fin da subito, alla nascita, sono presenti e quantificabili alcuni aspetti: l'*anticipazione* della comparsa di un atto, la *selezione* dei mezzi appropriati, la *direzione del comportamento*, la capacità di organizzare *sequenze di movimenti*. Tutto questo presume però l'attivazione e l'integrità di funzioni di base o *strutture processanti* e inoltre l'uso di strategie di organizzazione, cioè dei *processi di controllo*. Entrambi sono impliciti in qualsiasi "azione", così che sia garantita la possibilità di raggiungere un buon livello di esecuzione, fino al raggiungimento dell'automaticità dell'atto volontario. Come vedremo nel capitolo riferito all'esame di casi clinici e alla terapia, primaria importanza viene da noi data agli aspetti metacognitivi, ovvero al trasferimento di strategie per giungere alla presa di coscienza di ciò che si sta imparando o sperimentando, con costante iniziale autocontrollo, fino al raggiungimento di apprendimento automatico e senza sforzo.

Strutture processanti e processi di controllo

La competenza si acquisisce dunque con l'esperienza e tramite una stretta correlazione tra strutture processanti e processi di controllo.

Le strutture processanti s'identificano in tutti quei sistemi che permettono all'individuo di acquisire, attraverso le funzioni di base, le informazioni provenienti sia dall'ambiente esterno che dagli stati interni dell'organismo.

Le strutture processanti intese come funzioni di base sono: percezione, azione, memoria. Le informazioni acquisite vengono poi ulteriormente rielaborate dai processi di controllo, ovvero l'attenzione, le strategie di organizzazione e di nuovo la memoria.

Si deve sottolineare inoltre il ruolo importante che l'attenzione svolge anche per il funzionamento delle strutture processanti.

L'attenzione così come la memoria sono, nelle loro diverse componenti, funzioni implicite in tutti i processi di input e di output. Essendo entrambe sempre attive nell'organizzazione delle funzioni cognitive, viene loro assegnato un ruolo di controllo.

Di fatto sia l'attenzione che la memoria sono implicite nelle funzioni di base, ma la loro funzione all'interno delle strutture processanti segue un processo fisiologico governato dagli automatismi, mentre all'interno dei processi di controllo assumono il ruolo di metacognizione e quindi di *attuazione volontaria* di strategie. Le informazioni acquisite vengono poi ulteriormente rielaborate dai processi di controllo. Tuttavia la memoria viene considerata anche tra le strutture processanti, mentre l'attenzione è inserita nei processi di controllo perché è comunque in queste sedi che la loro natura permette un apporto che si rivela determinante per il funzionamento cognitivo. Inoltre l'attenzione è meglio definita come un'entità che non opera individualmente, ma che viene attivata sinergicamente con le funzioni cognitive di base e quindi con maggiore forza occupa un posto di organizzazione di queste ultime.

I processi di controllo hanno dunque il compito di organizzare le diverse funzioni cognitive, cioè di modulare l'intervento delle strutture processanti. Nell'ambito di questa organizzazione selezionano la strategia economicamente più adeguata, verificano il risultato raggiunto e, in base alla verifica effettuata, pianificano un nuovo intervento d'azione. I processi di controllo formano quindi un sistema complesso che opera all'interno di diverse funzioni, quali strategie di organizzazione, pianificazione dell'azione, verifica del risultato. L'abilità di autoregolazione è strettamente correlata alla capacità di attenzione selettiva e sostenuta, nei confronti del compito.

Realizzare una capacità metacognitiva significa mettere in atto contemporaneamente due componenti attentive: una rivolta nei confronti del compito che si sta svolgendo e l'altra nei confronti della conoscenza dei processi che trovano applicazione nel compito e della loro organizzazione e gestione in termini di economicità.

La metacognizione intesa come consapevolezza e controllo dei propri processi interni appare come una capacità preclusa ai bambini più piccoli. Inizialmente il bambino eserciterà la propria capacità di attenzione selettiva per concentrarsi sul compito e inibire gli stimoli distraenti. In seguito, rispetto a compiti sempre più complessi, dovrà attivare l'attenzione a più canali, esercitando così un'attenzione condivisa e di tipo simultaneo. È a questo stadio, in cui aumentano le risorse computazionali e quelle inibitorie, che è possibile raggiungere una conoscenza metacognitiva.

L'uso della metacognizione in senso stretto può dunque iniziare a essere praticabile nel periodo della scolarizzazione; infatti i bambini più piccoli o con difficoltà cognitive, pur riuscendo a imparare delle procedure proposte in *modeling*, non riescono poi a riprodurle in contesti diversi o con l'inserimento di variabili non significative. Ciò significa che la conoscenza di una procedura non è condizione sufficiente per essere in grado di utilizzarla in modo flessibile ed economico.

Funzioni semplici e funzioni superiori

Spesso si tende a distinguere tra funzioni semplici e funzioni superiori, ma rispetto ad azioni volontarie e tendenti a uno scopo (funzioni adattive) è corretto fare questa distinzione? A nostro parere sarebbe più giusto parlare di azioni in cui è necessaria l'aggregazione di più o meno funzioni, ricordando però che ogni azione volontaria necessita dell'attivazione dei meccanismi di controllo. In ogni compito, infatti, concorrono più sistemi; le capacità che vengono richieste al bambino riguardano sempre l'attenzione simultanea e le strategie di organizzazione, ovvero funzioni di base, funzioni processanti, ma soprattutto meccanismi o processi di controllo.

Prendiamo alcuni esempi rispetto a diversi momenti evolutivi: prensione, deambulazione, espressione verbale, attività grafomotoria. Quali sistemi sono implicati in un atto volontario cosiddetto "semplice" o "complesso" (Tabella 2.1)?

Tabella 2.1. Prensione: funzione adattiva "semplice" presente già al terzo mese di vita, anche prima se si offrono al neonato condizioni favorevoli (G. Sabbadini)

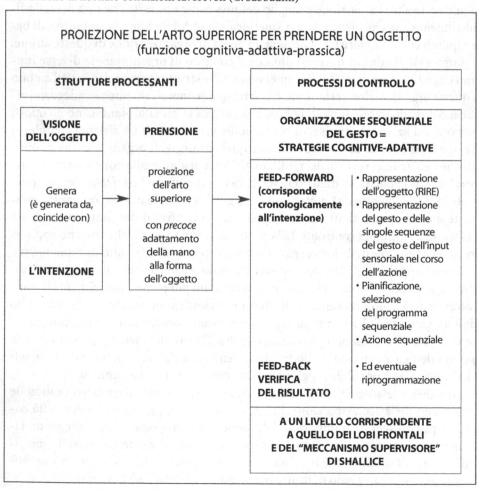

Il neonato, generalmente intorno ai tre mesi, sviluppa la funzione di prensione dell'oggetto. Perché questo avvenga, deve essere presente la coordinazione tra funzione visiva e funzione motoria, cioè la capacità di protendere il braccio e la mano verso l'oggetto, osservando quanto viene agito nel corso dell'azione (organizzazione simultanea e controllo di diverse funzioni). Elemento scatenante la funzione è dato dal desiderio di arrivare all'oggetto e dalla possibilità offerta dall'ambiente di raggiungerlo. Se l'oggetto non è posto alla portata di presa del bambino ne deriveranno frustrazione e abbandono del tentativo. L'apprendimento di tale funzione dipenderà poi dalla verifica positiva del risultato e dalla possibilità conseguente di ripetere tale esperienza.

Tabella 2.2. Deambulazione (G. Sabbadini)

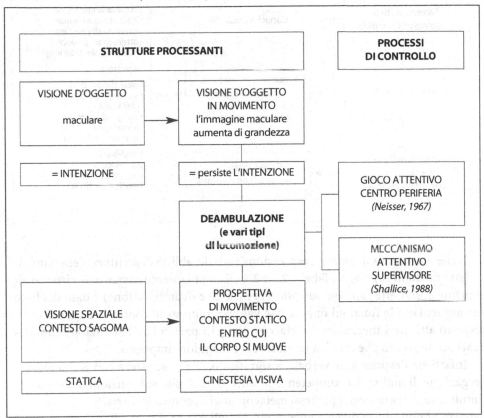

Anche nella stessa funzione del camminare (funzione adattiva motoria detta *semplice*) si deve presupporre il coordinamento di diverse altre funzioni ovvero funzioni psicologiche, percettive e cognitive, come ad esempio: motivazione (raggiungere un obbiettivo), visione binoculare, equilibrio, propriocezione, capacità di percezione spaziale e rappresentazione dei rapporti spaziali (come cambia lo spazio in relazione al procedere).

L'addestramento deve assumere una valenza metacognitiva, con presa di coscienza degli atti sequenziali. Il controllo di tutte le operazioni necessarie per realizzare la capacità di raggiungere un obbiettivo è affidato a un meccanismo attentivo supervisore che regola, tra le altre funzioni, la giusta sequenza tra le modificazioni percettive e motorie e tra gli spostamenti dell'attenzione centrale e periferica (Tabella 2.2).

Tabella 2.3. Espressione verbale

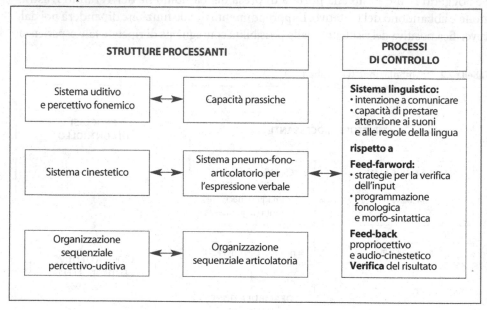

Nelle due funzioni adattive, espressione verbale, abilità di scrittura, generalmente dette *funzioni superiori* (Tabelle 2.3 e 2.4), il cambiamento sostanziale rispetto alle prime cosiddette *funzioni semplici* (prensione e deambulazione) è dato dal fatto che aumentano le funzioni di base che vanno tenute sotto controllo e quindi è necessario attivare i meccanismi metacognitivi e in particolare l'attenzione simultanea, con un lavoro che implica un notevole e maggiore impegno.

Infatti sia l'espressione verbale, a significato, che la scrittura comportano l'aggregazione di molteplici competenze facenti parte di sistemi funzionali diversi e la simultanea attivazione dei processi metacognitivi di controllo: in particolare la competenza grafomotoria diventa ancora più complicata se si tratta di scrivere autonomamente invece che su copia e ancora se la scrittura implica la necessità di organizzare i processi di decodifica linguistica (parole-frasi) oltre agli aspetti relativi agli atti esecutivo-motori.

Tabella 2.4. Scrittura (funzione cognitiva-adattiva-prassica)

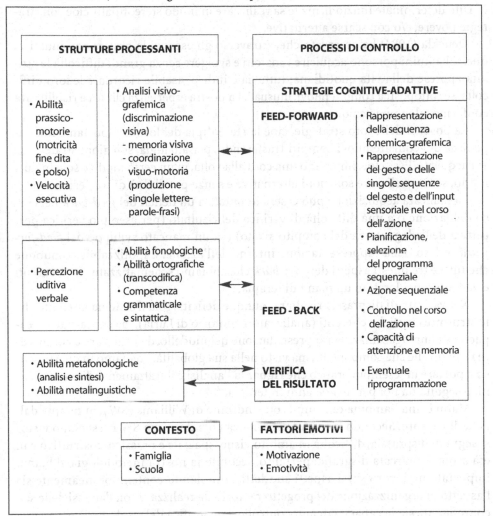

Considerazioni conclusive

Rispetto a quanto detto ci sembra chiaro riconoscere le difficoltà di apprendimento di un bambino disprattico per il quale la percezione del mondo è difficoltosa sin dai primi momenti di vita, in termini sia di percezione che di organizzazione dell'azione.

I problemi riguardano infatti sia le funzioni processanti che i processi di controllo e quindi le capacità di coordinazione, programmazione e attenzione simultanea della sequenza degli atti necessari per il conseguimento di azioni tendenti a specifici scopi.

In caso di disprassia il bambino "non sa fare", ma potremmo anche ammettere che "non sa ancora fare", non ha ancora "imparato" a realizzare funzioni. Oppure ha acquisito determinate funzioni, ma le sa realizzare in modo stereotipato, cioè con strategie povere, e/o con scarse alternative.

Denckla (1984) ha osservato che, attraverso gli esercizi la pratica continuativa, questi bambini possono acquisire funzioni e svolgere senza grandi difficoltà le attività apprese della vita quotidiana; tuttavia è indispensabile ricordare le loro difficoltà, se sottoposti a compiti nuovi, inusuali. La nostra esperienza clinica e riabilitativa conferma tale impostazione.

La povertà delle loro strategie, cioè la stereotipia del loro comportamento, impedisce di acquisire nuovi compiti trasferendo, per analogia, soluzioni strategiche già acquisite. Essi, cioè, imparano una cosa alla volta, in un certo modo e solo in quel modo, senza realizzare soluzioni alternative e senza possibilità di trasferimento.

La mancata acquisizione può essere imputata a un deficit del *feed-back* nel corso dell'azione o a una difficoltà di verifica del risultato (per esempio verifica percettiva dell'adeguatezza del compito svolto) o a un mancato sviluppo del *feed-forward* ovvero della rappresentazione interna dell'azione. È ipotizzabile comunque che tutti e tre questi aspetti del *feed-back* che abbiamo schematizzato siano carenti e vadano considerati in un piano di terapia.

Nei vari tipi di disprassia risultano dunque deficitari sia il sistema afferente che le strutture cinetiche efferenti (analizzatore motorio di Luria), ma soprattutto la capacità di immagazzinare la rappresentazione del modello, da utilizzare e riutilizzare rispetto alle sue componenti, ma visto nella sua globalità. Vogliamo in questo senso riportare un esempio pratico che riguarda l'analisi e il trattamento di un caso clinico seguito da noi per diversi anni in terapia.

Manu è una bambina di 7 anni, con sindrome di Williams (SW), in terapia dall'età di tre anni. Secondo la nostra esperienza i bambini con SW presentano vistosi segni di disprassia, difficoltà in ambito visuo-spaziale e prassico-costruttivo e in età scolare, marcata disgrafia; pertanto, secondo la nostra metodologia abbiamo impostato un lavoro sugli aspetti suddetti, stimolando contemporaneamente sia l'aspetto di organizzazione del progetto motorio da realizzare con l'analisi delle sue componenti, sia la capacità di autocontrollo e di verifica del risultato. Durante una seduta di terapia, in un esercizio di costruzione e imitazione di un modello come quello proposto e rappresentato in figura, con dei blocchetti colorati, dapprima la bambina procede autonomamente, avendole comunque insegnato precedentemente l'uso di "strategie di analisi-sintesi" (ad esempio - con rinforzo verbale - vediamo quanti blocchetti debbo mettere al primo piano, poi al secondo, quindi al terzo), ma, a risultato ottenuto e al termine del compito, chiede se quanto fatto è giusto. In realtà il modello è stato eseguito abbastanza correttamente, ma con un blocco in più sul lato verticale.

Alla sua richiesta viene risposto "Tu, che ne pensi?", sì da stimolare il livello di autocontrollo della bambina stessa. "Mica tanto", risponde lei, accompagnando la sua affermazione con un gesto d'insoddisfazione. Ha quindi una buona capacità di verifica percettiva, ma le sue capacità di copia di un modello, e di conseguenza il suo disegno spontaneo, sono notevolmente migliorati soltanto dopo che abbiamo fatto eseguire alla bambina esercizi di manipolazione interna della propria rappresentazione, con numerosi modelli, in particolare con figure di cubi in bi- e tridimensione, facendole sperimentare in pratica lo spazio, muovendosi intorno alle costruzioni e osservandole dai diversi punti di vista; prendendo quindi coscienza di come la stessa figura può cambiare a seconda della diversa prospettiva o dello spazio nascosto e rappresentato (Sabbadini L. e Sabbadini G., 1996).

Vogliamo dunque affermare ciò che la pratica riabilitativa ci suggerisce, cioè che a qualsiasi "livello" sia il disturbo - che si tratti di una difficoltà nel "che cosa fare" oppure nel "come fare", di tipo ideativo o ideomotorio, della programmazione o della sequenzialità - è sempre indispensabile lavorare sulla rappresentazione, rieducando cioè la capacità di "manipolare" le proprie immagini mentali, in un confronto continuo con le esperienze concrete ricavate dalla realtà, e soprattutto mettendo in atto i processi metacognitivi di controllo: *feed-back*, verifica e *feed-forward*.

La definizione di disprassia in età evolutiva che proponiamo è dunque la seguente (Sabbadini G. e Sabbadini L., 1995): mancata acquisizione di un'attività intenzionale o acquisizione di strategie povere e stereotipate, con scarse soluzioni alternative e con scarsa capacità di trasferimento di strategie, per:

- ridotta capacità di "rappresentarsi" l'oggetto su cui agire l'intera azione o le sequenze che la compongono (*feed-forward*);
- difficoltà a ordinare in serie e coordinare i relativi movimenti elementari in vista di uno scopo (programmazione);
- difficoltà ad avviare i relativi programmi;
- difficoltà di prevedere un certo risultato;
- difficoltà di controllare ciascuna sequenza e l'intera attività nel corso dell'azione (*feed-back*);
- difficoltà di verificare il risultato ottenuto come corrispondente a quello previsto e atteso.

In sintesi, i bambini con disprassia evolutiva:

- non hanno una adeguata rappresentazione del target;
- non sanno prevedere e organizzare un progetto loro proposto;
- non sanno sequenziare;
- non sanno controllare nel corso dell'azione;
- alcuni non sanno dare inizio all'azione (deficit di starter).

Bisogna dunque sottolineare l'importanza di procedere nella valutazione del disturbo prassico nei bambini, con un'analisi a diversi livelli, rappresentativi, percettivi, motori.

Capitolo 3
Valutazione

Criteri metodologici di riferimento

Per procedere nell'analisi delle competenze nei diversi ambiti dello sviluppo di un bambino con ipotetica diagnosi di disprassia riteniamo sia indispensabile procedere con una metodologia di valutazione che tenga conto degli indici sia *qualitativi* sia *quantitativi*, osservando quindi non solo se la sua prestazione è corretta o errata, ma anche come esegue il compito e quali strategie di organizzazione mette in atto per giungere a un risultato. Pur mantenendoci fedeli anche a criteri psicometrici nell'uso di test validati e di strumenti tarati per fasce d'età, pensiamo sia sempre utile osservare come spontaneamente si comporta il bambino e annotare l'atteggiamento che ha durante la prova e il grado di tolleranza alla eventuale frustrazione per la non riuscita di un compito. Inoltre va tenuto conto della sua capacità di attenzione, sia rispetto alla durata che alla capacità di attenzione divisa o simultanea. Spesso giungono alla nostra osservazione bambini segnalati come iperattivi o con disturbi dell'attenzione; in realtà per la maggior parte sono bambini che non sanno da che parte iniziare un compito, non sanno cosa fare né come fare, mancano di strategie di organizzazione, sono deficitari sia nei processi di controllo che rispetto ad alcune specifiche funzioni di base (gnosie-prassie). Il loro comportamento cambia non appena sono loro suggerite strategie e non appena si rendono conto di riuscire a ottenere dei risultati migliori, se supportati con mediazione da parte dell'esaminatore. Ovviamente il lavoro sia sulle funzioni processanti che sui processi di controllo, come poi vedremo rispetto alla terapia nella descrizione dei casi clinici, deve avere come obbiettivo il raggiungimento della piena autonomia e dell'autocontrollo da parte del bambino.

Rispetto alla valutazione, deve essere comunque innanzitutto individuata l'età mentale del bambino in rapporto all'età cronologica, sì che si proceda tenendo conto di tali dati per l'approfondimento diagnostico, mirato ai diversi ambiti dello sviluppo. Per quanto riguarda il bambino disprattico con Q.I. nella norma, sarà importante proprio evidenziare le discrepanze e i deficit nei settori più compromessi, per confermare la diagnosi di disprassia e stabilire un quoziente di sviluppo di abilità motorie (misurabile con una scala di sviluppo motorio).

La valutazione deve inoltre essere ripetuta nel tempo con gli stessi strumenti, ovviamente adeguati per fascia d'età, a conferma di eventuali cambiamenti e risultati raggiunti, a seguito di adeguato progetto terapeutico.

Un'accurata raccolta anamnestica è inoltre necessaria per iniziare a ipotizzare l'iter diagnostico e gli eventuali approfondimenti clinici; l'anamnesi di questi bambini evidenzia spesso immaturità e basso peso, prematurità e/o problemi pre- o perinatali (lieve cianosi, alla nascita breve permanenza in incubatrice), lieve ritardo nella deambulazione, difficoltà a salire e scendere le scale e poi a usare la bicicletta, difficoltà nelle autonomie della vita quotidiana (AVQ). Spesso sono segnalati in scuola materna perché non vogliono disegnare.

Rispetto ai test da noi usati per approfondire la valutazione nelle diverse aree di sviluppo, ne citiamo alcuni, purtroppo non tutti reperibili in commercio:

-   l'ambito visuo-spaziale e le capacità di copia di disegno possono essere esaminati mediante il Visual Motor Integration Test (Beery, 2000), la copia della figura di Rey, i bastoncini di Goldstein, il Bender Visual Motor Test;
-   per le competenze motorie dei bambini dai 4 ai 12 anni può essere usato il test ABC di Henderson e Sugden (1992, 2004): la batteria si compone di 8 prove differenziate conformemente all'età del bambino e miranti a testare le abilità manuali e di equilibrio. Per la fascia d'età precedente è utile la valutazione con la scala di sviluppo Bayley (1993) che comprende una scala mentale, una scala motoria e una relativa alle competenze sociali.

La valutazione delle prassie costruttive viene condotta classicamente mediante la somministrazione di 2 test differenziati per età:

-   Block-Building (Gesell) per i bambini di età compresa tra i 3 e i 5 anni. Il test è incentrato sulla costruzione di modelli mediante blocchetti;
-   Block-Construction (Stiles*) si differenzia dal primo in quanto si rivolge a una fascia di bambini di età minore (2/4 anni) e presuppone, quindi, blocchetti dimensionalmente più grandi.

Per quanto riguarda l'ambito percettivo citiamo il test di percezione visiva e integrazione visuo-motoria di Hammill, Pearson e Voress (1993), che rappresenta un'evoluzione del test di Frostig. È rivolto a bambini di età compresa tra i 4 e i 10 anni e si articola in 8 subtest relativi a: coordinazione occhio-mano; posizione nello spazio; copia-riproduzione; percezione figura/sfondo; rapporti spaziali; costanza della forma, e il test di Hooper per l'organizzazione visuo-percettiva.

Per una valutazione più specifica delle abilità gestuali, solitamente si propone il test di imitazione dei gesti di Berges e Lezine (1963). Uno strumento di recente pubblicazione è quello di Zoia (2004), che valuta la performance dei gesti in bambini dai 3 anni fino all'adolescenza validato su un campione italiano secondo il modello di Dewey e Kaplan.

---

* Il test non è pubblicato.

In conclusione si può affermare che un'appropriata valutazione delle abilità, analizzate singolarmente in modo esaustivo, è un momento fondamentale che permetterà di ricavare dati utili al fine sia di poter definire un profilo individualizzato, sia di prevedere interventi con obbiettivi mirati a breve, medio e lungo termine. Riteniamo comunque che una diagnosi precoce sia estremamente importante al fine di potenziare al massimo gli aspetti più deficitari e per stabilire, se necessario, l'uso di strategie di compenso. Pertanto andrebbero previsti progetti di screening in scuola materna o meglio nei nidi, per mettere in luce la disprassia in diversi ambiti dello sviluppo; a questo scopo viene da noi utilizzato un protocollo di valutazione delle abilità prassiche e della coordinazione motoria (Sabbadini, Iurato, Tsafrir), in pubblicazione nella stessa collana. L'uso di tale strumento permette inoltre di valutare il bambino con segni di disprassia anche nelle fasce d'età della scuola materna e primo ciclo elementare, essendo validato su un campione di bambini normali dai 3 agli 8 anni.
Si articola in 3 specifiche sezioni di osservazione:

1) **Funzioni di base:**
   - recettività sensoriale;
   - respirazione, ovvero coordinazione respiratoria;
   - postura.
2) **Schemi di movimento:**
   - equilibrio (statico e dinamico);
   - movimenti oculari e capacità di esplorazione dello spazio;
   - movimenti in sequenza delle mani e delle dita;
   - sequenzialità esplicita: motoria-gestuale, visiva.
3) **Funzioni cognitive adattive e gestualità intenzionale:**
   - coordinazione dinamica nelle prove relative al camminare, correre, salire e scendere le scale, calciare una palla con una breve corsa, saltare un ostacolo (una cordicella);
   - abilità grafo-motorie;
   - abilità manuali;
   - esecuzione di gesti simbolici;
   - abilità costruttive.

L'aspetto più significativo e innovativo di questa metodologia è proprio l'aver separato, ai fini della valutazione, le competenze relative a funzioni di base e schemi di movimento dalle funzioni adattive, che prevedono l'aggregazione di più funzioni e il controllo simultaneo delle stesse (attenzione a più canali o attenzione simultanea). Tra le funzioni di base, particolare attenzione viene rivolta agli aspetti neurosensoriali quali percezione tattile, uditiva, visiva in quanto riteniamo che il livello (o la soglia) di percezione varia molto da individuo a individuo e spesso non viene considerato il disagio di bambini, quali, ad esempio, neonati prematuri o a basso peso o con particolari sindromi (Williams e autismo) con bassa tolleranza a stimoli troppo intensi.

Predittività

Per un esame-screening in età infantile si usa fare riferimento sia ai "segni neurologici" sia a quelle funzioni adattive che sono tipiche di una determinata età (Sabbadini G., Sabbadini L., Formica, 1997).

In generale, i segni neurologici servono per definire il valore patologico di una condizione, mentre l'esame dei comportamenti adattivi dovrebbe definire in qualche modo il livello maturativo raggiunto dal soggetto. Tuttavia, sia un esame neurologico classico sia un esame comportamentale utilizzano contemporaneamente ambedue i criteri, senza che sia possibile stabilire quali segni e quali funzioni hanno sicuro valore lesionale o, rispettivamente, valore dismaturativo.

In età evolutiva sarà sempre più importante stabilire quale valore predittivo possono assumere i segni neurologici e comportamentali circa l'eventuale comparsa di una condizione patologica nel futuro. Il problema non riguarda soltanto la diagnosi differenziale tra lesionale e dismaturativo. Alcuni indicatori (segni neurologici e comportamentali aventi valore predittivo) potrebbero essere correlati ad alcune condizioni patologiche dell'infanzia: ad esempio, sindrome di iperattività, disturbi dell'apprendimento accademico, disturbi del riconoscimento visivo. Entro certi limiti, la presenza di alcuni segni neurologici minori alla nascita (ipertonia, ipereccitabilità, ipotonia) può contribuire alla comparsa di disturbi dello sviluppo all'età di 4-6 anni. La sindrome da ipereccitabilità, per esempio, è costituita da ipertonia, tremori alla nascita e nei primi mesi di vita. Queste sindromi sono correlate ad alcune cause o fattori: per esempio, alla nascita pre-termine, al basso peso o all'anossia (in generale, la combinazione di più fattori è più importante).

I movimenti coreiformi, involontari, improvvisi, irregolari e afinalistici che si possono presentare all'età di 4-5 anni possono in alcuni casi associarsi a goffaggine, scarsa concentrazione, basso rendimento scolastico, disturbi della lettura nel 90% dei casi, ma soprattutto disturbi della scrittura.

A prescindere dalla dimostrazione di significatività di un segno neurologico o di un comportamento per la correlazione con successive sindromi comportamentali, rimane il fatto che la clinica neurologica potrebbe indicare alcune condizioni o fattori o segni o comportamenti da prendere in considerazione per eventuali possibili studi. Il problema è quello di proporre alcuni indicatori (ma anche predittori), attraverso una metodologia di valutazione che riguarda quindi segni neurologici, comportamenti, funzioni cognitive aventi valore adattivo nell'ambito delle attività della vita quotidiana. Tutti questi possibili "indicatori" sono stati suggeriti dall'esperienza clinica (Sabbadini G. e Sabbadini L., 1998).

In alcune ricerche (Portwood, 1996) viene sottolineato che i bambini con disprassia sono facilmente riconoscibili in scuola materna (molto prima, secondo la nostra esperienza!); la loro frustrazione è evidente quando è presente:

- ipersensibilità a rumori, luce, tatto;
- difficoltà di concentrazione e attenzione al compito;
- deficit percettivi;
- problemi nell'espressione verbale (coarticolazione);
- difficoltà nelle prassie orali e in particolare nella masticazione;
- difficoltà nelle attività della vita quotidiana, ad esempio vestirsi;
- difficoltà a seguire le istruzioni;
- difficoltà a disegnare.

Riportiamo ora alcune tabelle con osservazioni rispetto al comportamento e allo sviluppo che ricorrono frequentemente nel bambino disprattico, ricavate dalla nostra esperienza clinica (Tabelle 3.1-3.3).

Tabella 3.1. Osservazione del comportamento di un bambino di 6-12 mesi di età

BAMBINO NORMALE	BAMBINO DISPRATTICO
ABILITÀ SOCIALI	
• Si consola facilmente alla voce dell'adulto e al contatto fisico • Mangia bene, suzione valida; presenta soddisfazione dopo ogni pasto e accetta varietà di cibi • Dai sei mesi riesce a dormire per l'intera notte • Beve da un bicchiere per bambini • Porta il cibo alla bocca con le mani • Si diverte a fare il bagnetto • Può rimanere per un po' a giocare da solo	• Non è facilmente consolabile, presenta eccitabilità ed è facilmente irritabile • Difficoltà di alimentazione e suzione • Presenta problemi di sonno. Ha bisogno di rassicurazione da parte dell'adulto • Usa il biberon per lungo tempo • Non prende l'iniziativa di portarsi da solo il cibo alla bocca • Generalmente non ama l'acqua • Richiede costante attenzione dell'adulto
ABILITÀ MOTORIE	
• Da supino effettua cambi di posizione • Sta seduto senza aiuto • Gattona • Esplora sistematicamente l'ambiente • Segue oggetti in movimento; presta attenzione a stimoli nuovi • Sposta lo sguardo da un oggetto all'altro: i movimenti oculari sono completi e coordinati	• Ha difficoltà nei cambi di posizione • Non sta seduto senza aiuto • Non gattona e non utilizza altre modalità di spostamento • È in continuo movimento • Non si ferma sulle cose (presente iperattività) • Presenta a volte ripetute oscillazioni del tronco e del capo • Presenta difficoltà di sguardo e oculomozione

BAMBINO NORMALE	BAMBINO DISPRATTICO
ABILITÀ MOTORIA FINE	
• Sa prendere piccoli oggetti con entrambe le mani • Usa la prensione a pinza • Passa gli oggetti da una mano all'altra • Osserva e manipola gli oggetti • È capace di puntare l'indice per indicare	• Afferra piccoli oggetti con presa palmare • Ha difficoltà a prendere oggetti piccoli • Non manipola i giocattoli; non li passa da una mano all'altra • Usa tutta la mano per indicare ciò che vuole o usa il gesto di indicazione in modo approssimativo
ABILITÀ LINGUISTICHE	
• Risponde alle richieste dell'adulto, ad esempio: dov'è la palla? • Inizia a produrre le prime parole • Interagisce con l'adulto, risponde al babbling • Dimostra attenzione con condivisione di sguardo	• Non presta troppa attenzione agli input verbali • Spesso non ci sono segnali che facciano prevedere l'emergere del linguaggio • Facilmente distraibile da stimoli visivi
ABILITÀ COGNITIVE	
• Ricerca l'oggetto interessante anche se scompare o viene nascosto • Conosce la funzione degli oggetti (schema d'azione)	• Dimostra breve interesse per un oggetto; passa da una cosa all'altra, dopo pochi secondi • Dimentica subito l'oggetto che scompare dalla sua vista

Tabella 3.2. Osservazione del comportamento di un bambino di 18-30 mesi di età

BAMBINO NORMALE	BAMBINO DISPRATTICO
ABILITÀ SOCIALI	
• Collabora quando viene aiutato a vestirsi • Si toglie le scarpe e la giacca • Mangia con il cucchiaio, beve dalla tazza • Inizia a collaborare con i coetanei; scambia con loro i giocattoli	• Non collabora, non mostra interesse per cercare di fare da solo • Scarso controllo del cucchiaio • Va aiutato durante il pasto • Rimane isolato; non ama stare nel gruppo dei coetanei
ABILITÀ MOTORIE	
• Cammina sciolto, con sicurezza e con movimento alternato braccia-gambe • Salta da un piccolo gradino con due piedi • Corre e si arrampica sulle scale • Sale e scende con appoggio e con un piede alla volta • Sa dare un calcio alla palla con entrambi i piedi • Lancia la palla con entrambe le mani • Dimostra interesse per il triciclo • Corre guidandolo, anche se non pedala	• La deambulazione viene acquisita spesso dopo i 18 mesi • Non sa saltare • È insicuro, ha poco equilibrio, cade facilmente • Sale e scende le scale solo per mano all'adulto • Non sa calciare • Ha difficoltà a mantenere la traiettoria nel lancio e dirigere il movimento (coordinazione OM) • Non ama giochi dove è necessaria la coordinazione occhio-mano • Rifiuta di utilizzare il triciclo e lo usa per spingerlo da dietro
CAPACITÀ MOTORIA FINE	
• Inizia a mostrare una preferenza per la mano destra o sinistra • Fa giochi di costruzione con blocchetti • Costruisce una torre di 6 blocchi • Mette i chiodini nei buchi • Ama giocare con l'acqua e fare travasi • Ama fare scarabocchi	• Ritardo nello stabilire la dominanza • Ha difficoltà a fare giochi di costruzione; non vuole provare • Ha problemi nell'afferrare, manipolare e infilare i chiodini nei buchi • Necessita di tempi lunghi, si stanca, rinuncia • Fa pasticci nei giochi con l'acqua e nei travasi • Ha difficoltà a impugnare i colori; il tratto è o troppo leggero o troppo marcato

BAMBINO NORMALE	BAMBINO DISPRATTICO
ABILITÀ LINGUISTICHE	
• Possiede un vocabolario di 20-30 parole che aumentano con rapidità; a 24 mesi possiede più di 50 parole • Inizia piccole combinazioni con gesti e parole • Ama ascoltare storie e osservare le figure di un libro	• Inizia a produrre suoni isolati, ma ha difficoltà a produrre parole; può presentare difficoltà articolatorie • Ha difficoltà a eseguire il gesto o il ritmo giusto al momento giusto • Non mantiene a lungo l'attenzione nell'osservare le figure di un racconto illustrato
ABILITÀ COGNITIVE	
• È in grado di completare l'inserimento delle tre forme nella tavoletta • Ama fare puzzles e costruire forme con grandi pezzi del Lego • Possiede il concetto e l'uso dell'oggetto neutro (fare finta di … con un sostituto dell'oggetto reale)	• Ha difficoltà a manipolare le forme di legno e inserirle nella giusta posizione; è molto frustrato da questi compiti • Evita questo tipo di attività • Spesso in ritardo l'acquisizione dell'uso dell'oggetto neutro

Tabella 3.3. Osservazione del comportamento di un bambino di 30-42 mesi di età

BAMBINO NORMALE	BAMBINO DISPRATTICO
ABILITÀ SOCIALI	
• Mangia da solo, usa cucchiaio e forchetta • Gioca con gli altri bambini; usa il linguaggio e i gesti per scambi comunicativi • Può rimanere occupato su una specifica attività anche più di 15 minuti • Dorme tutta la notte	• Viene imboccato, se fa da solo preferisce usare le dita • Scambi sociali poveri per difficoltà di linguaggio; ne risente emotivamente ed è facilmente frustrabile • Tempi di attenzione a un compito brevi (2-3 minuti) • Persistono difficoltà di sonno; spesso agitato quando dorme
CAPACITÀ MOTORIE	
• Sempre più capace a mantenere l'equilibrio; sta su un piede solo per 6-10 secondi • Sa camminare sulle punte dei piedi • Muove le braccia alternativamente quando cammina • Sale e scende le scale alternando i piedi • È coordinato nei movimenti sia nel correre che nel saltare • Sa pedalare e quidare il triciclo	• Non riesce a stare su un piede solo • Ha difficoltà e poco equilibrio sulle punte; le braccia sono rigide o cadenti ai lati del corpo • Ha difficoltà a scendere le scale, ha paura a saltare un gradino • Corre in maniera goffa, con le braccia allineate al corpo • Si muove in continuazione e disordinatamente; non pedala
CAPACITÀ MOTORIA FINE	
• Sa copiare semplici forme: linee, croce, cerchio, quadrato • Sa tagliare con le forbici figure grandi	• Ancora a livello di scarabocchio, non ama queste attività • Non sa usare le forbici; la dominanza non è ancora stabilita, ha difficoltà a usare le due mani in contemporanea
ABILITÀ LINGUISTICHE	
• Ha un vocabolario ampio e forma delle frasi • Ama ripetere canzoncine e abbina gesti simbolici • È interessato a libri figurati, presta attenzione al racconto di brevi storie con figure • Riconosce i concetti spaziali e i termini su, sopra, dentro, fuori, vicino, lontano	• È appena in grado di usare singole parole, utilizzando alcuni (pochi) gesti per farsi capire, qualora sia presente disprassia verbale • Non sa coordinare i gesti al ritmo e alle parole delle canzoni • Perde facilmente l'interesse e l'attenzione • Confonde i termini che indicano relazioni spaziali

BAMBINO NORMALE	BAMBINO DISPRATTICO
ABILITÀ COGNITIVE	
• Aumenta la capacità di gioco simbolico anche in sequenza • Sa fare costruzioni e puzzle di semplici figure	• Non presenta sequenze di gioco simbolico o ne ha un numero limitato • Evita questo tipo di attività

Capitolo 4
Terapia

Criteri metodologici di riferimento

È di fondamentale importanza che il terapista, rispetto sia alla valutazione che al piano di terapia, abbia presenti l'ipotesi diagnostica e i presupposti teorici alla base delle scelte metodologiche che orienteranno il suo progetto d'intervento, nonostante il fatto che le proposte debbano essere mirate e individualizzate per ogni singolo bambino.

Obbiettivo primario del progetto riabilitativo è in primis il raggiungimento di un buon adattamento dell'individuo rispetto alle richieste dell'ambiente; il terapista deve dunque aver presente che, in ogni periodo evolutivo, bisogna considerare quali funzioni sono necessarie per rispondere adeguatamente alla grande varietà di condizioni suggerite o imposte dai diversi contesti sociali e culturali. Tali funzioni, definibili in termini di funzioni adattive, devono quindi svilupparsi senza una rigidità di applicazione, ma con la maggiore flessibilità possibile per ogni specifico individuo.

Il concetto di funzione adattiva vuole individuare quella funzione il cui obbiettivo da raggiungere, anche se non sempre chiaramente voluto o consapevole, permette di porre l'individuo in grado di agire efficacemente e autonomamente nell'ambiente realizzando il proprio adattamento alla realtà (dal nutrirsi, all'afferrare, al camminare verso una meta; dall'usare il linguaggio per comunicare, al leggere, allo scrivere e al far di conti; dall'usare lo sguardo per conoscere gli oggetti e le persone, fino ad usare la vista per riconoscere oggetti o persone o espressioni emotive delle persone). In termini riabilitativi si possono intendere come funzioni adattive anche quelle del prevedere, del ricordare e del porre attenzione.

Lo scopo della riabilitazione è intimamente connesso a tali funzioni, sì da promuovere per il bambino e per la sua famiglia la migliore qualità di vita possibile "Un soggetto è tanto più normale, quanto più le sue funzioni sono in grado di adattarsi, modificandosi, rispetto ai cambiamenti dell'ambiente e degli obbiettivi che via via gli si pongono" (Sabbadini L. e Sabbadini G., 1996).

Tabella 4.1. Funzione cognitiva adattiva

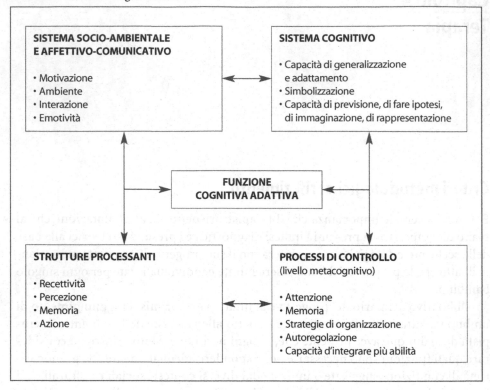

La possibilità di realizzare funzioni adattive, come abbiamo esplicitato nelle Tabelle 2.1, 2.2, 2.3, 2.4, prevede il controllo e la contemporanea sollecitazione di più sistemi e di più ambiti dello sviluppo (Tabella 4.1). Secondo questi presupposti teorici è indispensabile formulare strategie che attivino più sistemi e aree cerebrali in contemporanea, utilizzando una stimolazione multimodale simultanea a due o tre canali; questa metodologia di terapia per associazione bimodale contemporanea (Sabbadini et al., 1997), da noi portata avanti da molti anni, è a tutt'oggi avvalorata dall'ipotesi connessionista, che sottolinea l'importanza di considerare determinate funzioni non solo da un punto di vista localizzatorio, ma anche dalla rete di connessioni a esse sottese.

Come abbiamo inoltre già precedentemente detto, è dall'esperienza, e dal *feed-back* che l'individuo ne ricava, che aumenta la marcatura delle reti neurali. Tali modalità di verifica sono ormai sempre più utilizzate, con sistemi sempre più sofisticati (PET; RMNF), e saranno fondamentali per dare peso a determinate metodologie di riabilitazione.

Le strategie cognitive suggerite da parte del terapista saranno dunque formulate in modo che il bambino possa selezionare e dare significato a qualsiasi esperienza in atto, considerandola e confrontandola con precedenti analoghe esperienze. Questa modalità attiva (stimolo-ambiente-risposta consapevole), che si rifà ai principi della metacognizione, si contrappone alla modalità passiva del modello stimolo/risposta, o di causa/effetto, secondo la quale l'individuo apprende solo ciò che viene premiato, tramite rinforzo.

Uno dei primi aspetti da considerare è il rapporto del bambino con l'ambiente circostante. L'ambiente si intende costituito non solo dagli oggetti che circondano l'individuo, ma anche e soprattutto da persone comunicative e dalle modalità d'interazione che vengono messe in atto. Per qualsiasi individuo la possibilità di fare esperienza, ovvero la capacità di interagire e comunicare adeguatamente, ma soprattutto di mettersi in relazione con le persone e con tutto quanto fa parte del suo mondo, costituisce una componente fondamentale dell'apprendimento. La possibilità di crescita globale è legata alla disponibilità reciproca (concetto di *affordance* secondo Gibson, 1979) da parte dell'individuo, così come dell'ambiente che lo circonda. La disponibilità è rappresentata dalla potenzialità di recepire e rielaborare le informazioni che provengono dall'esperienza. Essa deve prevedere tutte le aree coinvolte nell'apprendimento: componenti organiche, strutture processanti, processi di controllo e aspetti psicologici. La massima potenzialità dell'individuo si esprime nel momento in cui è in grado di apprendere, partendo dalle esperienze positive, adeguate, che gli vengono proposte durante la giornata. Per impostare una terapia riabilitativa si dovrà quindi dapprima considerare l'ambiente in cui opera il bambino per renderlo disponibile a fornire informazioni che da un punto di vista qualitativo soddisfino le esigenze di apprendimento.

Una volta recepite le informazioni che provengono dall'esterno, il bambino necessita della capacità per riorganizzarle al fine di porre in atto una risposta adeguata. La possibilità di sviluppare funzioni adattive presuppone quindi, oltre a un'adeguata recettività, la capacità di prevedere, fare ipotesi, immaginare e rappresentarsi (cioè proiettare nel tempo) l'effetto dei propri atti, delle proprie azioni. Ciò significa che i contenuti acquisiti dalle strutture processanti e adeguatamente rappresentati devono poter essere manipolati, mediante la messa in atto dei processi di controllo (quali l'attenzione, le strategie di organizzazione e soprattutto la capacità d'integrare più abilità insieme) capaci di rielaborare in vario modo tali contenuti per giungere a un apprendimento consolidato e memorizzato. Solo con l'esperienza positiva e costante più volte ripetuta del contenuto di apprendimento e della conseguente rielaborazione si giunge al livello dell'automatizzazione e alla conseguente acquisizione dell'abilità. Il mediatore dovrà operare, all'interno del rapporto tra l'ambiente e il bambino, facilitando l'accesso alle informazioni, organizzando le procedure, facendo leva su una o più strutture processanti e sui processi di controllo, curando, in sintesi, la modalità con la quale le informazioni vengono proposte al bambino, cioè in termini di *quesito cognitivo* (Sabbadini L. e Sabbadini G., 1996). Compito del riabilitatore consiste quindi nel proporre quesiti traducibili in termini cognitivi.

Il quesito cognitivo permette al bambino di appropriarsi del contenuto della conoscenza in maniera esperenziale e intellettuale. Non è sufficiente che l'informazione sia raccolta e immagazzinata, ma deve altresì essere percepita, agita e quindi rielaborata, possibilmente anche attraverso la verbalizzazione di quanto agito (controllo simultaneo a più canali).

Un altro livello di acquisizione sarà dato dalla generalizzazione, ossia dalla capacità di sfruttare l'abilità in ambiti diversi. Nell'ambito di questo approccio neurologico interattivo-cognitivista, i risultati della riabilitazione osservati indicano una forte probabilità di un rapido miglioramento delle funzioni di base e un più lento e laborioso miglioramento dei processi di controllo. Questo avviene perché lavorare sui canali sensoriali e sugli aspetti relativi agli input o output (canale visivo, uditivo, tattile, cinestesico) è più semplice che insegnare strategie di organizzazione e capacità di autocontrollo (meccanismi dell'attenzione e livello metacognitivo).

Durante la valutazione ai fini del trattamento riabilitativo dobbiamo sempre chiederci:

- Quali sono le abilità implicite nei vari compiti proposti?
- Come potenziarle in caso di deficit?
- Come integrarle e come insegnare al bambino il controllo simultaneo delle stesse?

Motivazione ad apprendere

Il termine "motivazione" ricorre spesso nei progetti di terapia, ma che cosa significa motivare un bambino ad apprendere? Secondo il nostro punto di vista il concetto di motivazione è intimamente legato alla riuscita di un compito e alla soddisfazione che ne deriva. L'intenzione infatti non è solo sinonimo di volontà, ossia della piena conoscenza di ciò che si desidera e della capacità di deliberare autonomamente sull'oggetto di desiderio; nel neonato si manifesta precocemente con la capacità di regolare i propri processi cognitivi allo scopo di realizzare delle risposte ai fini adattivi.

Il benessere raggiunto lascia una traccia a livello neuronale in modo tale che quella determinata azione che ha procurato soddisfazione sarà ripetuta. La memoria delle esperienze costituisce lo stimolo interno, ovvero la motivazione a ripetere l'azione.

Quindi la motivazione a interagire con il mondo esterno proviene dalla curiosità che nasce da precedenti esperienze vissute, in particolare da quelle positive, ma anche dalle sollecitazioni del mondo esterno.

Bisogna considerare inoltre che ogni atto è intimamente collegato alla vita affettiva. Lo stato psicologico dell'individuo si riflette sul tono muscolare e su ogni comportamento motorio con significato relazionale. Uno stato di tensione psicologica determinerà un ipertono muscolare che ostacolerà la fluidità del movimento. L'esperienza più volte ripetuta di schemi di movimento e di funzioni adattive permetterà al bambino di sentirsi sempre più padrone di se stesso. Un'azione sarà prodotta sempre con maggiore coordinazione anche negli aspetti più fini, procurando la sensazione di maggiore facilità di esecuzione.

Il bambino rinforza così la fiducia in sé e aumenta il livello di autostima. Ma anche l'ambiente circostante può influenzare le potenzialità del bambino. La mediazione da parte dell'adulto, come abbiamo già detto, diventa elemento fondamentale per l'apprendimento.

"È probabile che la nascita dell'intenzione e l'acquisizione dell'abilità siano due momenti strettamente legati tra di loro, per esempio nel senso che il momento della nascita dell'intenzione coincide cronologicamente con la costruzione dei presupposti o costituenti del gesto o di attività, compiute con destrezza" (Sabbadini L. e Sabbadini G., 1995).

Quando alcune specifiche funzioni, assenti o deficitarie, non sono recuperabili, lo scopo della terapia sarà quello di offrire strategie alternative. Le strategie possono essere definite come processi controllati e intenzionali che richiedono l'elaborazione del materiale e che permettono di migliorare l'apprendimento e la memoria.

Trattamento relativo alle funzioni di base

Il progetto di terapia, come vedremo nella descrizione dei casi clinici, riprende lo schema adottato nella valutazione tramite il Protocollo APCM (Sabbadini, Iurato, Tsafrir). Elementi importanti della terapia sono costituiti dall'osservazione della postura e dalla presenza di atteggiamenti di tensione muscolare da parte del bambino. La postura, oltre che essere un segnale psicologico, costituisce un aspetto importante della propriocezione.

Sappiamo che nei bambini con disprassia sono spesso presenti segnali di ipereccitabilità ed eccessivo livello recettivo-neurosensoriale. L'ipersensibilità può investire uno o più dei cinque sensi. In caso d'ipersensibilità al tatto, ad esempio, abbiamo notato che il contatto fisico risulta particolarmente fastidioso sulle mani e sui piedi. In questo caso il bambino proverà "dolore" ad appoggiare in maniera completa la pianta del piede sul terreno e ne conseguirà una deambulazione atipica; importante dunque, tramite adeguate tecniche di massaggio, ridurre la sensibilità su tutta la superficie plantare e in particolare sulle estremità delle dita dei piedi che abbiamo notato particolarmente sensibili al contatto. Il trattamento sulla postura viene inoltre eseguito tramite esercizi che mettono in azione le diverse parti del corpo. Conoscendo anatomicamente i fasci muscolari del corpo è possibile individuare una mappa della tensione muscolare. Si potranno quindi effettuare dei massaggi anche in corrispondenza di quei fasci per allentare la tensione. Lo scopo degli esercizi è inoltre quello di migliorare la conoscenza del proprio corpo e migliorare le prestazioni del bambino, nei limiti delle sue possibilità, oppure alternativamente suggerire strategie di compenso, rispetto a quelle funzioni non emendabili.

La conoscenza del corpo nello spazio a livello cinestesico è uno degli ambiti su cui è importante lavorare in terapia. Il controllo della respirazione è fondamentale e correlato a una corretta postura. Saranno dunque previsti esercizi specifici anche per la respirazione. S'imposteranno una corretta respirazione naso-bocca e di contrazione diaframmatica e una corretta educazione all'igiene nasale per permettere una buona funzionalità delle vie aeree. Possono inoltre essere utili esercizi di rilassamento sia all'inizio della seduta di terapia che nella fase conclusiva.

Trattamento in funzione dell'acquisizione e del potenziamento delle funzioni processanti

Nel bambino disprattico un passaggio importante per la terapia è costituito dalla valutazione dell'efficienza delle strutture processanti che devono fornire dati certi per la rielaborazione. Gli obbiettivi della terapia rispetto alla coordinazione motoria (deficit inteso primario nella disprassia) andranno quindi affrontati tenendo presenti tutte le variabili sia di ordine fisico che neuropsicologico.

Per stimolare la competenza e la cognizione endocorporea si andranno a potenziare a una a una le diverse funzioni e si opererà quindi contemporaneamente per la loro integrazione al fine di guidare il bambino verso l'espletamento delle funzioni adattive, dalle più semplici alle più complesse.

Si arriverà a un livello sufficiente di coordinazione quando tutti i sistemi relativi alle varie sottofunzioni saranno in grado di funzionare correttamente e contemporaneamente senza che nessun sistema disturbi l'altro e senza creare tensione o frustrazione. L'obbiettivo più difficile da raggiungere è il controllo simultaneo e sequenziale delle diverse sottofunzioni implicite, utilizzando l'attenzione a più canali. L'acquisizione di questa competenza di coordinamento globale dei vari sistemi è necessaria per lo svolgimento delle funzioni complesse.

Vygotskij (1966), sottolineando la funzione direttiva del linguaggio sulla condotta, aveva ipotizzato la possibilità di potenziare la terapia volta all'acquisizione di uno schema di movimento, attraverso l'elaborazione linguistica. La filosofia sottostante questo approccio individuava un'area chiamata zona di sviluppo prossimale all'interno della quale era possibile intervenire tramite l'addestramento.

In riferimento al lavoro di Vygotskij, Pilgrim e Humphreys (1994) propongono per la terapia l'educazione conduttiva, cioè l'utilizzo della mediazione verbale. I due autori pongono in rilievo la figura centrale del conduttore che deve avere ben presenti quelli che sono tutti i processi cognitivi coinvolti nell'esecuzione del compito e l'obbiettivo che si prefigge per ogni singolo bambino.

Un'azione per essere eseguita ha necessità di essere innanzitutto programmata tramite una rappresentazione mentale. Ma anche il linguaggio è un'attività di tipo simbolico, che si basa sulle capacità di rappresentazione mentale. È possibile quindi che essa si rafforzi, diventando più efficace, qualora vengano interessati più canali.

Al riguardo Jeannerod e Decety (1994) hanno svolto interessanti esperienze sulle immagini che la mente attiva nella fase della programmazione del movimento. Questi autori hanno dimostrato che in questa fase l'area premotoria e l'area motoria supplementare vengono investite dal flusso sanguigno cerebrale che è indice di un'attivazione delle stesse. La corteccia motoria invece viene attivata solo nel corso dell'esecuzione. Questo significa che preparare e quindi programmare il movimento equivale a una preparazione mentale di cui si ha un riscontro reale. "Un buon inizio per renderci conto dei rapporti che esistono tra mente e corpo, psiche e cervello, è l'analisi del movimento ovvero di quelle funzioni motorie che ci consentono le azioni più disparate: camminare, guidare l'automobile, scrivere, lavorare": i movimenti non sono puro meccanismo, ma un mezzo per ottenere qualcosa; essi danno forma alla mente e attività come il linguaggio si sviluppano in quanto i movimenti sviluppano la logica della mente, le insegnano cosa sia il prima e il dopo, i nessi di causa ed effetto" (Oliverio, 2001).

Il potenziamento delle funzioni di base che abbiamo incluso nella denominazione di schemi di movimento per differenziarle dalle funzioni adattive riguardano:

- La funzione visiva;
- la coordinazione motoria grossa e fine, ad esempio l'equilibrio statico e dinamico e la capacità di sequenziare con le dita delle mani;
- gli aspetti della sequenzialità in generale.

Per proposte di giochi e attività mirate di terapia, vedere l'ultimo capitolo.

Trattamento relativo alle funzioni cognitivo-adattive

Abbiamo più volte detto che per realizzare qualsiasi funzione adattiva, dalla più semplice alla più complessa, sono necessarie l'aggregazione di più sottofunzioni e l'attivazione di processi di controllo, in particolare dell'attenzione simultanea; è quindi fondamentale centrare il trattamento sugli aspetti metacognitivi, ma realizzando esperienze nel proprio ambiente e non solo nell'ambito della seduta di terapia.

Il trattamento, in questo caso, coinvolge molto da vicino tutte le persone che si occupano della crescita del bambino per svilupparne l'autonomia. È solo mediante un lavoro autonomo, correttamente guidato, che il bambino acquisisce la possibilità di mettersi in gioco e quindi sviluppare sicurezza nelle proprie capacità, ma anche di verificare il risultato ottenuto rispetto agli obbiettivi prefissi.

Ad esempio è opportuno che il bambino indossi una giacca con grandi bottoni per poterla allacciare e slacciare da solo anziché trovarsi nella situazione di passività e dover attendere che qualcuno lo aiuti a togliersi una giacca con i bottoni troppo piccoli. Intanto, con pazienza e mostrandogli un passaggio alla volta, gli si insegnerà ad allacciare e slacciare i bottoni. Il bambino dovrà quindi essere educato a svolgere autonomamente piccoli compiti, adeguati alla sua età, relativi all'accudimento personale come il vestirsi, ma anche il riordinare le proprie cose.

La presenza di tensione muscolare rinvenibile durante l'esecuzione di un compito a carico anche di una sola parte segmentale del corpo indica un mancato controllo delle diverse variabili e quindi difficoltà di attenzione simultanea o condivisa. La fluidità richiesta e necessaria durante, per esempio, un esercizio di scrittura potrebbe provocare nel bambino rigidità anche nell'arto non coinvolto nel compito o a livello della lingua e la sospensione della respirazione.

In questo caso sarebbe opportuno eliminare alcune variabili per permettere al bambino di eseguire quanto proposto, con la sicurezza di poterlo controllare pienamente. Rispetto ad attività grafiche, ad esempio, in accordo con le insegnanti si farà attenzione perché lo spazio di esecuzione sia facilmente percepibile da parte del bambino, si controllerà l'impugnatura della matita, gli verranno proposti compiti in cui non sia prevista la componente linguistica, sì che si possa concentrare sugli aspetti esecutivo-motori, mentre si avvierà la scrittura in senso stretto, tramite l'uso del computer, e si sceglierà poi via via il sistema di scrittura più adeguato.

Molto importante sottolineare di nuovo come l'esercizio di scrittura al computer, con autodettato ad alta voce, che utilizziamo in terapia, mette in atto contemporaneamente diverse funzioni, ovvero la funzione visiva, uditiva, cinestesica sia a livello della bocca che delle dita delle mani; come dire che le mani guidano la ricerca del grafema, associato al fonema corrispondente udito, e rinforzato dalla contemporanea verifica visiva di quanto appare sullo schermo dl computer. Tutto questo pensiamo sia fondamentale nei casi di disgrafia conclamata, come pure di dislessia. L'utilizzo del correttore ortografico ha il significato di abituare il bambino al controllo degli errori in autonomia e quindi a ragionare sulle diverse ipotesi proposte dal programma di scrittura.

Nel prossimo capitolo verranno descritti alcuni casi clinici per meglio esplicitare la metodologia sottostante sia la valutazione che il trattamento.

Prenderemo in esame due forme molto peculiari di disprassia, comunque spesso segnalate, ma non correttamente valutate e diagnosticate, nelle fasce d'età prescolare e scolare, ovvero la disgrafia (disturbo specifico di apprendimento della scrittura) e la disprassia verbale.

Capitolo 5
Disturbi specifici di apprendimento su base disprattica: la disgrafia

La scrittura in senso calligrafico è considerata in genere espressione dell'identità personale di un soggetto; risulta infatti essere estremamente variabile, soggettiva e specifica del singolo individuo rispetto agli altri. A questo proposito molti autori concordano nel ritenere che, durante il periodo adolescenziale, i soggetti modificano la forma target delle lettere in forme "personali", cioè adottano un proprio stile di scrittura che si evidenzia nei cambi di forma e dimensioni dei caratteri grafici; inoltre altri fattori entrano in gioco nel determinare uno specifico profilo calligrafico: il fatto che molte persone anziane, ad esempio, conservino una scrittura dotata di un perfetto equilibrio armonico tra forme e dimensioni, è spesso frutto di un insegnamento specifico basato su vere e proprie lezioni di calligrafia; oppure spesso accade che la fretta, scadenze temporali o la stanchezza influiscano negativamente su una buona grafia.

È necessario, quindi, individuare una linea di demarcazione che permetta di distinguere un normale profilo calligrafico rispetto alle cosiddette scritture disgrafiche: la scrittura, in quanto comunicazione, deve risultare leggibile e comprensibile sia dall'emittente che dal ricevente; per questo motivo è indispensabile che l'espressione grafica segua determinate regole e convenzioni accettate dalla cultura di appartenenza.

Sono molti i bambini che presentano una brutta scrittura, ma non per questo è lecito definirli come aventi un disturbo specifico; riferirsi al termine disturbo di apprendimento significa porre l'attenzione sulle attività di base, cioè quelle abilità di tipo esecutivo e automatizzato, quali scrivere, leggere ed eseguire calcoli, che sono frutto di apprendimenti scolastici; ma questi disturbi celano anche difficoltà minori non sempre evidenti nell'ambito scolastico, come, ad esempio, lievi incertezze linguistiche, spazio-temporali e motorie. Pur tenendo conto che la storia di ogni bambino è specifica e individuale, qualora si definisca un problema scolastico come disturbo di apprendimento è necessario indagare sui molteplici fattori che, intersecandosi sottilmente tra loro, costituiscono i quattro quadri dei disturbi specifici di apprendimento (DSA), cioè disgrafia, disortografia, dislessia e discalculia. Il temine disgrafia viene spesso usato genericamente per riferirsi a soggetti dislessici con particolare ed evidente difficoltà nell'ambito delle capacità di scrittura in senso ortografico e di decodifica fonologica, a prescindere dalle difficoltà grafomotorie ed esecutive in senso stretto.

Va invece distinto un sottogruppo di bambini DSA, in cui le difficoltà grafiche in termini di disprassia della scrittura sono preminenti e a cui spesso contemporaneamente si associano difficoltà di tipo ortografico e di lettura.

Spesso vengono evidenziate e confuse due forme di difficoltà di apprendimento della scrittura, la disortografia e la disgrafia.

Secondo la nostra impostazione metodologica, la disortografia è un disturbo della scrittura legato alla componente linguistica, mentre la disgrafia va intesa come un disturbo derivante da difficoltà prassiche e di coordinazione e integrazione visuomotoria. Il deficit non riguarda isolatamente un disturbo visivo o motorio, ma la difficoltà a trasferire informazioni visive al sistema grafomotorio. Quindi, il disgrafico vede ciò che vuole scrivere, ma non sa tradurre in schemi motori quello che percepisce. Spesso non riesce neppure a copiare un disegno e a maggior ragione non riesce a copiare dei simboli grafici. Inoltre è presente un deficit dei movimenti di sguardo (disprassia dell'oculomozione) in senso orizzontale e soprattutto verticale, che rende estremamente difficoltosa la capacità di controllare quello che il bambino deve scrivere o sta scrivendo.

La disgrafia (Sabbadini G., Sabbadini L. e Scamperle, 1995) è dunque un sintomo di disprassia, intesa cioè come incapacità a rappresentarsi, a programmare ed eseguire volontariamente atti motori consecutivi. È implicita in questo senso la difficoltà a realizzare progetti motori in termini grafomotori e soprattutto a sequenziare. È identificabile sia all'interno dei DSA che in molti casi di bambini con segni di disprassia, ma che presentano anche diverse patologie.

Interpretazioni della disgrafia in letteratura

Tra i lavori ormai storici, quelli del neuropsicologo russo Lurija (1970, 1972, 1984) sono sicuramente ancora oggi degni di nota e attenzione. Egli, utilizzando il termine *melodia cinetica* per includere tutti quegli aspetti che operano insieme alla costruzione del meccanismo della scrittura e ne conferiscono tratti armoniosi ed eleganti, si occupa di evidenziare quelle componenti indispensabili per poter scrivere.

Lurija afferma che il processo grafico è una complessa attività psicologica in cui si deve distinguere la scrittura di parole o frasi dettate dalla scrittura di un testo libero. Per quanto siano diversi i meccanismi psicologici del processo grafico in ciascuno di questi casi, alla base di tutta la struttura si possono evidenziare elementi in comune; sono delle operazioni mentali che possono essere suddivise in tre componenti:

- *analisi della composizione fonetica della parola:* individuare la sequenza dei suoni di cui una parola si compone è la prima condizione affinché si possa avviare il processo di discriminazione dei suoni e la loro identificazione; questa interviene quando il bambino deve trasformare le varianti fonetiche ascoltate in precisi e distinti fonemi. Questo lavoro di trasformazione permette di estrapolare dall'intero complesso fonetico della parola quei fonemi che diventano poi oggetto di trascrizione trasformandosi in grafemi.

Nelle prime fasi di sviluppo del processo grafico queste singole componenti sono processate dal bambino in maniera cosciente; in seguito, invece, vengono effettuate per lo più in modo automatico;

- *traduzione dei fonemi in schemi grafici visivi:* ciascun fonema deve essere "tradotto" nel corrispondente grafema, che deve essere poi trascritto. Se l'analisi fonemica preliminare è stata compiuta con precisione, la transcodifica fonema/grafema non presenta alcuna difficoltà, ma vanno sempre considerate le possibili varianti che sono legate al ricordo della lettera o alla sua realizzazione in segno grafico;
- *traduzione visuo-cinestetica:* quest'ultima fase è quella più strettamente connessa all'ambito della disgrafia e riguarda la traduzione in segni grafici di elementi visivi o dei fonemi che il bambino ha in mente.

Il movimento necessario alla scrittura di ogni lettera, se inizialmente è frutto di un atto cosciente, in seguito acquista i caratteri di un processo automatico che si caratterizza per la scorrevolezza dei tratti grafici tipica della grafia matura.

Lurija, a proposito del processo di scrittura, evidenzia quali sono i meccanismi cerebrali sottesi al processo grafico; egli afferma che esso è talmente complesso da non poter parlare di specifica localizzazione emisferica, ma piuttosto bisogna partire dall'ipotesi che nella sua realizzazione siano coinvolti complessi sistemi funzionali interdipendenti e appartenenti a varie aree cerebrali; più precisamente risultano essere implicati i settori della corteccia temporale (per la componente acustica), quelli post-centrali (per gli aspetti cinestetici) e inoltre i settori occipito-parietali (per l'ambito ottico-spaziale) e premotori (per i fattori dinamici).

Questa ipotesi è stata dimostrata da numerose ricerche riguardanti osservazioni compiute su soggetti adulti colpiti da varie lesioni emisferiche sinistre (tumori, emorragie, lesioni corticali ecc.) e che avevano interessato la regione temporale, parietale, occipitale, parietale inferiore e frontale inferiore. Ognuna di queste aree, dopo aver subito una lesione a livello cerebrale, poteva comportare un'alterazione del processo grafico, a dimostrazione dell'ipotesi che ogni suddetta regione entra a far parte di quel sistema funzionale della corteccia che assicura la realizzazione del processo grafico e la sua efficienza, anche se ciascuna delle aree implicate svolge una specifica funzione nell'organizzazione generale dell'attività cerebrale.

Riprendendo i punti cardine di quest'analisi, Tressoldi e Sartori (1995), così come Denckla e Roeltgen (1992) hanno delineato le componenti principali del meccanismo di espressione della scrittura. Il termine "espressione" è usato per indicare un'elaborazione della scrittura già compiuta a livello mentale, ma che deve avvalersi, per la successiva conversione grafemica, di componenti effettrici finali, aspetti cioè intimamente correlati all'ambito motorio del processo della scrittura eseguita manualmente. Queste componenti possono essere ricondotte a:

- *recupero allografico:* componente che permette al bambino di scegliere nella

memoria la forma del grafema da utilizzare tra le varie tipologie conosciute;
- *recupero dei pattern grafomotori:* componente che, mediante un meccanismo di rievocazione motoria, permette di attivare quei movimenti indispensabili per rappresentare una determinata forma grafica; se presenta delle inefficienze, può compromettere uno dei significativi aspetti della disgrafia, ovvero la regolarità della forma delle lettere. È importante però sottolineare che l'inefficienza non è dovuta a danni o disturbi neurologici quali, ad esempio, le paralisi cerebrali infantili o altri;
- *efficienza neuromotoria:* componente che incide sia sulla velocità di scrittura che, insieme all'efficienza oculomotoria, sulle caratteristiche della calligrafia.

È importante, secondo questi autori, quando si parla di funzionamento integrato di varie componenti, operare una distinzione tra quelle più periferiche (responsabili della concretizzazione delle rappresentazioni mentali grafemiche), da quelle di tipo centrale, che sono implicate nei processi più di tipo cognitivo, semantico, sintattico e fonologico. Questa distinzione tra processi centrali e periferici permette, sempre secondo questi autori, di porre attenzione sulla patogenesi del disturbo e, di conseguenza, sugli aspetti diagnostici. Il termine disgrafia, infatti, può essere utilizzato sia nella sua accezione di deficit delle funzioni centrali, responsabili della transcodifica dal linguaggio orale a quello scritto, sia per indicare un deficit delle funzioni periferiche della grafia, vale a dire quelle più propriamente esecutivo-motorie.

Nel 1966 Ajuriaguerra, uno dei maggiori esponenti della scuola francese, assieme ad Auzias e Denner, definisce la disgrafia come "un deficit della qualità del tracciato grafico", sottolineando la non correlazione del disturbo a deficit di natura neurologica o intellettuale e la non necessaria associazione alla disortografia.

La scuola francese evidenzia, inoltre, alcune delle principali caratteristiche riscontrate nei bambini disgrafici e che investono:

- *l'organizzazione della pagina:* questo assetto è legato principalmente all'orientamento spaziale. Si evidenzia una presentazione disordinata del testo con disallineamento ai margini o assenza totale di questi ultimi; ampi spazi tra una parola e l'altra o tra un capoverso e l'altro; oppure un tracciato grafico con andamento ascendente o discendente;
- *l'organizzazione delle lettere:* secondo Ajuriaguerra i bambini disgrafici tenderebbero a ritoccare e cancellare più volte le lettere, spesso esercitando una eccessiva pressione: le asticelle risultano essere deformate, i cerchietti non perfettamente chiusi e tondi, irregolari nelle loro dimensioni;
- *forme e proporzioni:* le dimensioni grafiche sono eccessivamente grandi o piccole; si evidenziano una disorganizzazione delle forme e uno stile del tracciato troppo allungato o, al contrario, talmente compresso da comportare una sovrapposizione dei grafemi.

Lo studio di Ajuriaguerra resta ancora oggi una delle analisi più complete e dettagliate dell'atto grafico; l'atto dello scrivere è esaminato rispetto a due punti di vista diversi, quello dell'analisi dei parametri morfologici e temporali dell'elaborato grafico (traccia grafica) e quello dell'analisi delle modalità cinestetiche e posturali dell'atto motorio (motricità grafica).

L'autore ha proposto una scala di valutazione per la disgrafia per mezzo della quale si possono individuare sei sottogruppi di bambini disgrafici, ognuno con una diversa specificità:

- gruppo "rigido", caratterizzato da bambini con una grafia che progredisce a scatti ed è inclinata verso destra, presenza di lettere alte, strette e spigolose, riduzione dell'ampiezza della riga;
- gruppo "astenico", che presenta una grafia irregolare nelle dimensioni e poco controllata, cosiddetta "danzante" a causa dell'andatura fluttuante delle righe e con lettere troppo piccole e arrotondate;
- gruppo "impulsivo", che include bambini piuttosto frettolosi e dinamici nel movimento. Presentano, infatti, un tracciato scarsamente controllato, impreciso e molto "tirato";
- gruppo degli "impacciati", in cui si evidenziano pagine disordinate, poco organizzate a livello di omogeneità tra spazi e righe, lettere cancellate più volte o ritoccate e difficoltà nel legarle: i bambini, infatti, preferiscono lo stampato;
- gruppo dei bambini lenti e precisi che, se anche presentano una grafia molto curata rispetto alla forma, risultano eccessivamente lenti rispetto ai tempi normali di scrittura;
- l'ultimo gruppo, cosiddetto di bambini con crampo. dello scrivano, presenta un coinvolgimento psicomotorio di tutto il corpo, che si manifesta con contrazioni muscolari non solo della dita della mano, ma anche dell'avambraccio fin sulla spalla; ciò comporta l'insorgenza di episodi dolorosi, soprattutto quando il bambino è obbligato a velocizzare la scrittura, ad esempio in caso di dettato incalzante, con conseguente peggioramento della grafia fino al blocco totale e rifiuto a scrivere.

È importante sottolineare che è raro riscontrare in un bambino solo quelle caratteristiche che appartengono a un singolo sottogruppo, mentre generalmente si nota una sovrapposizione tra i diversi aspetti rilevati e la contemporanea presenza di più tratti implicanti specifiche difficoltà.

La letteratura più recente, rivolgendo l'attenzione sul disturbo dell'espressione scritta, è concorde con Hamstra-Bletz e Blote (1993) nel definire la disgrafia come "un disturbo che si manifesta nella difficoltà di organizzazione dei pattern motori, ovvero la parte esecutiva del processo di scrittura, coinvolgendo esclusivamente il grafismo e non le regole ortografiche e sintattiche". Secondo le correnti interpretazioni, infatti, il disturbo si manifesta in bambini d'intelligenza normale, privi di deficit neurologici o di particolari handicap percettivo-motori.

In un lavoro di Gubbay e Klerk (1995) viene proposta una classificazione che distingue tra disgrafia su base linguistica (fonologica, lessicale, associata a dislessia) e disgrafia detta *aprassica*, con componenti deficitarie motorie e di tipo costruttivo. Viene anche proposta dagli stessi autori un'interessante batteria di valutazione.

I vari contributi di definizione apportati dalla letteratura, secondo Biancardi e Milano (1999), possono essere raggruppati in due grossi filoni: uno descrittivo, volto a identificare le caratteristiche distintive delle difficoltà dei bambini disgrafici secondo le definizioni date sia nell'ICD-10 che nel DSM-IV; l'altro, di natura cognitivista, orientato a indagarne i meccanismi mentali di base.

Le due classificazioni di orientamento descrittivo sono abbastanza simili; in particolare il DSM-IV, delineando le peculiari caratteristiche del disturbo dell'espressione scritta, mettono in evidenza difficoltà nella "capacità di scrittura" che si colloca al di sotto dei parametri previsti, in base all'età cronologica del soggetto, alla valutazione psicometrica dell'intelligenza e a un livello d'istruzione adeguata all'età.

Secondo Biancardi e Stella (1990), ben prima di accedere alla scuola elementare i bambini della scuola d'infanzia già sono in grado di prendere delle decisioni riguardo alla scelta dei caratteri alfabetici e la loro disposizione sul foglio.

Essi evidenziano come il normale percorso evolutivo della scrittura, mostrato dalla maggior parte dei bambini della scuola elementare, subisce delle modifiche all'aumentare della scolarizzazione: inizialmente, in prima elementare, la scrittura dei singoli caratteri diviene più adeguata e di miglior qualità grafica, ma, già frequentando la classe seconda, il tratto grafico, anziché migliorare qualitativamente, subisce un peggioramento, soprattutto rispetto alla forma delle lettere. Questa modificazione sembrerebbe essere legata alle diverse tipologie di movimento utilizzate; infatti è solo in quarta elementare che il bambino riesce a utilizzare movimenti più fluidi che economizzano lo sforzo.

La normale evoluzione della scrittura non sembra, invece, essere presente nei bambini disgrafici che, pur avendo un grado d'istruzione e di esercizio pratico adeguato, anziché produrre un'accettabile grafia presentano un tracciato incerto, inadeguato rispetto alla forma e dimensione dei caratteri grafici.

Concordi con tali studi, anche Hamstra-Bletz e Blote (1993) ritengono che la scrittura evolva attraverso l'istruzione; la scolarizzazione, infatti, permette al bambino di diventare consapevole rispetto a determinate convezioni - oggetto di apprendimento - da mettere in atto per ottenere una scrittura adeguata. Sono convenzioni riguardanti sia le forme da utilizzare, sia le modalità di produzione (ad esempio la direzione o la traiettoria del movimento) che vengono dettate dalla cultura di appartenenza e apprese con la pratica, sia direttamente attraverso l'insegnamento scolastico che indirettamente mediante il confronto con altre produzioni.

Da questo lavoro, inoltre, viene elaborata una griglia di valutazione della morfologia grafica dei bambini in base soprattutto alla qualità morfologica dei segni e alla regolarità della spaziatura dei grafemi: è una scala di valutazione (BHK) di scrittura che si compone di 13 item di analisi della qualità morfologica della grafia:

- scrittura troppo larga;
- margine sinistro molto ampio;

- lettere o parole mal allineate: i grafemi di una parola non sono allineati su di una linea orizzontale, ma al di sopra o al di sotto di essa;
- spazio insufficiente tra parole: lo spazio tra due grafemi risulta essere talmente ridotto che il grafema terminale e quello iniziale di due parole risultano essere adiacenti o quasi uniti;
- curve acute piuttosto che arrotondate nei collegamenti tra le lettere;
- irregolarità nei collegamenti tra le lettere: pause nella traccia; assenza di collegamenti tra le lettere;
- collisioni tra due lettere successive a causa della ridotta distanza: i due grafemi risultano così tangenti o sovrapposti;
- misura incoerente delle lettere relativamente all'altezza: i grafemi risultano o troppo alti o troppo bassi rispetto alle dimensioni di riferimento (0.5 cm di altezza delle righe o dei quadretti dei fogli sui quali il bambino solitamente impara a scrivere e 1 cm per i grafemi con allungo);
- altezza relativa dei vari tipi di lettere scorretta;
- deformazioni di lettere rispetto alla loro forma convenzionale;
- forme ambigue delle lettere da un punto di vista morfologico, così da poter essere confusi con altri;
- correzioni di forma di lettere con un ripasso della traccia grafica, non per correzioni ortografiche, ma per modificarne o migliorarne la forma;
- traccia grafica instabile: dimensioni, forma, caratteristiche spaziali della traccia grafica variano significativamente durante il processo di scrittura.

In altri studi (Tseng e Cermak, 1993), viene ipotizzato che la performance del tratto grafico sia collegata piuttosto a competenze di tipo tattile-cinestesico e di pianificazione motoria.

Pratelli (1995) identifica la disgrafia come "un disturbo di apprendimento caratterizzato dalla difficoltà a riprodurre sia segni alfabetici che numerici". Viene sottolineato, inoltre, come l'aspetto della disgrafia sia legato esclusivamente a una difficoltà di tipo strumentale, piuttosto che all'ortografia o alla sintassi; ovviamente una qualche influenza su queste potrebbe verificarsi per l'impossibilità da parte del bambino di rileggere e correggere i suoi elaborati. Secondo l'autrice, il disturbo sarebbe manifestato dalla compromissione di diversi aspetti, tra i quali:

- *Le mani*: mentre una mano scorre con fatica sul foglio e impugna lo strumento in maniera scorretta, l'altra, anziché assumere il ruolo vicariante, evitando che la pagina si sposti continuamente e incida negativamente con la qualità della grafia, spesso viene utilizzata per giocherellare con piccoli oggetti di scuola, o dimenticata; l'inadeguatezza presentata dal bambino nel far scorrere la mano sul foglio si ripercuote nel riuscire a seguire la propria scrittura con lo sguardo; il bambino fa fatica a moderare la pressione esercitata sul foglio, tant'è che il tratto grafico può presentarsi eccessivamente lieve, o al contrario esageratamente calcato; la mano del bambino disgrafico sembra compiere movimenti a scatti, poco ar-

monici; questo incide notevolmente sulla capacità di mantenere un ritmo grafico proporzionato al tempo che si ha a disposizione: il bambino, allora, tende a velocizzare o rallentare di molto il ritmo di scrittura;
- *le dimensioni dei grafemi:* il bambino disgrafico tende a non rispettare le dimensioni delle lettere, che normalmente sono adeguate alla grandezza del foglio o alla sua tipologia (foglio a quadretti o a righe di varia dimensione); le lettere tracciate evidenziano macrodimensioni o microdimensioni;
- *la copia:* la disgrafia è una difficoltà che investe anche e soprattutto l'ambito della copia, cioè la riproduzione di un elemento, il cui modello può essere utilizzato dal bambino per tutto il tempo necessario a copiarlo.

Secondo un modello elaborato da Tressoldi e Sartori (1995), sono tre le componenti implicate in questo processo: la *discriminazione visiva*, l'*analisi spaziale* e la *pianificazione costruttiva*.

È da evidenziare, inoltre, l'importanza delle capacità prassiche-costruttive presenti nel meccanismo di copia che permettono al bambino di considerare i rapporti spaziali dei singoli grafemi che compongono la parola nella sua globalità e quindi la riproduzione degli stessi in ordine seriale. Notevoli difficoltà si evidenziano nella copia di figure geometriche: ad esempio un triangolo viene riprodotto con gli angoli smussati e chiusura incompleta dei lati. In altri ambiti, come ad esempio nella riproduzione di oggetti o immagini, l'elaborato risulta essere una sintesi piuttosto globale e non attenta ai dettagli del modello da riprodurre. La difficoltà aumenta ancor di più quando si tratta di copiare dalla lavagna; in questo caso, infatti, ciò che rende ardua la riproduzione è tenere sotto controllo più compiti contemporaneamente: una volta vista la figura, il bambino deve essere in grado di estrapolarla dallo sfondo; conseguentemente di sganciare lo sguardo dalla lavagna e agganciarlo sul foglio in cui avverrà la riproduzione; infine mettere in atto le sue abilità grafomotorie per copiare adeguatamente il modello. Da considerare quanto aumenta la complessità e la difficoltà nell'esecuzione del compito di copia dalla lavagna se, come avviene spesso, sono presenti difficoltà di sguardo.

In Italia tra i lavori più recenti Bertelli e Bilancia (1996) definiscono la disgrafia come disturbo delle componenti esecutivo-motorie della scrittura. Nella loro ricerca si propongono di verificare le componenti grafomotorie nel processo di scrittura attraverso un'analisi che prende in considerazione e permette un confronto tra quadri clinici diversi (soggetti con disprassia e soggetti con dislessia), ma accomunati dagli stessi sintomi, disgrafia e disortografia, riuscendo a delineare, in base ai risultati ottenuti, profili clinici differenziati rispetto alle abilità motorie e di scrittura.

Riferendosi alla scala di valutazione della morfologia grafica, propongono la somministrazione di una *batteria di prove* (Bertelli et al., 2001), allo scopo di valutare il peso che le componenti grafiche, quali il recupero dei pattern grafomotori e l'efficienza neuromotoria, hanno nei compiti di scrittura. La batteria di prove comprende la copia grafica con materiale alfabetico, non alfabetico e prove di generazione (autodettato) di numeri in codice arabo e quindi con scrittura alfabetica.

Il fattore velocità di esecuzione è ritenuto di estrema importanza da questi autori. I dati si riferiscono a bambini del secondo ciclo della scuola elementare e quindi di scuola media. Ci sembra estremamente utile annoverare questa batteria di valutazione tra i protocolli e gli strumenti neuropsicologici per l'esame del bambino disgrafico. Dai dati emersi e dalle conseguenti valutazioni dei risultati ottenuti, gli autori concludono che le prestazioni del soggetto disprassico risultano essere negative rispetto a quelle degli altri soggetti presi in esame nelle prove che implicano una fluenza e una continuità dell'atto grafico, indipendentemente dai processi di transcodifica che possono essere presenti nella prova. Essi sottolineano inoltre che il soggetto disprassico ha una prestazione negativa anche nel compito di copia di routine quotidiane, ad esempio la scrittura di testo e di cifre, e di copia grafica di materiale non abituale.

Facendo riferimento al confronto tra la performance del bambino disprassico e dei dislessici, rilevano inoltre che il soggetto con disprassia ottiene punteggi negativi solo in quelle prove in cui sono presenti componenti di fluenza e velocità di pattern privi di contenuto linguistico; dall'altro canto, però, i dislessici non mostrano maggiore difficoltà del disprassico nelle prove che implicano processi di transcodifica: copie di testo, di stringhe non lessicali o, al contrario, di serie alfabetiche non sono discriminanti per soggetti aventi deficit di codifica rispetto a soggetti con deficit a livello grafomotorio.

In definitiva le incompetenze del controllo ortografico in compiti di dettato, almeno nella fase di "sovraccarico" delle componenti esecutive da parte di quelle spettanti alle operazioni di codifica, si presentano sia in soggetti con profilo dislessico, sia in soggetti disprassici.

Queste ipotesi potrebbero far supporre, da un lato, che le due accezioni del termine disgrafia, una relativa al processo di codifica, l'altra legata all'aspetto più prettamente grafomotorio, si influenzino e intersechino reciprocamente sia nello sviluppo della scrittura, sia nella sua patogenesi; dall'altro permette di definire la disgrafia come un evento sintomatico di diverse condizioni sindromiche che tende ad assumere aspetti differenti nell'una e nell'altra sindrome quando la prova non risulta essere a carico di operazioni di transcodifica.

In questi termini la disgrafia intesa nell'eccezione di Ajuriaguerra e in quella più recente di "disturbo delle abilità meccaniche di scrittura" di Hamstra-Bletz si discosta dalla definizione di disturbo specifico di apprendimento sostenuta da una parte della letteratura precedente che definisce disgrafici anche quei bambini che commettono molti errori ortografici nei compiti di scrittura.

La disgrafia come sintomo di disprassia

Rispetto a quanto detto finora, riteniamo importante tener presenti i dati delle ricerche che abbiamo riferito, ma anche ribadire la nostra posizione per quanto riguarda gli aspetti sia metodologici sia valutativi che terapeutici, considerando quindi la disgrafia sia nei casi di DSA, sia come sintomo in bambini disprattici con diversi tipi di patologie.

Secondo la nostra esperienza da un punto di vista riabilitativo anche i disgrafici più gravi, se sottoposti a un idoneo ed efficace trattamento, possono riuscire a scrivere in modo abbastanza chiaro e comprensibile, sia in stampatello che in corsivo, anche se questo rimane per loro un compito molto difficile e stressante; il che suggerisce l'opportunità d'insegnare a questi bambini l'uso del computer molto precocemente.

Possiamo comunque riconoscere diversi gradi di disgrafia: i bambini più gravi sono incapaci anche di tenere in mano una matita oppure di disegnare una linea retta; altri riescono a disegnare semplici figure, ma non sono capaci di copiare quelle che richiedono movimenti più complessi; altri ancora riproducono una parola leggibile, ma alterano la sequenza dei movimenti durante la scrittura (Sabbadini, 1995).

Correlazioni significative nella disgrafia

Alla luce delle problematiche analizzate è necessario che la valutazione del bambino disgrafico investa sia l'ambito più strettamente esecutivo, volto a indagare la morfologia della grafia del bambino, ma si attenga anche ad alcuni ambiti specifici, le cui alterazioni debbono essere considerate elementi eziopatogenici per le difficoltà grafiche.

In definitiva, quando si tratta di predisporre un'adeguata valutazione della disgrafia, le funzioni principali che bisogna prendere in considerazione, al fine di ottenere un quadro clinico esauriente, riguardano i seguenti ambiti:

- sviluppo motorio e coordinazione motoria;
- aspetto sensorio-motorio;
- aspetti visuo-spaziali;
- aspetto visivo-oculomotorio;
- aspetto visuo-costruttivo e disegno su copia e su richiesta;
- aspetto prassico-costruttivo;
- sequenzialità e gestualità.

Sviluppo motorio e coordinazione motoria

Lo sviluppo motorio inizia con la progressiva specializzazione dei diversi sistemi implicati nell'atto motorio al fine di raggiungere un'adeguata coordinazione tra le varie strutture e un preciso controllo delle sequenze necessarie all'organizzazione di funzioni adattive, ad esempio quella della scrittura.

La qualità del gesto dello scrivere viene in primo luogo influenzata dall'organizzazione motoria e dalle strutture neurofisiologiche deputate alla motricità e dipendenti dal sistema nervoso centrale. In questo ambito riveste un'importanza specifica anche la dominanza laterale; di conseguenza indagini volte a esaminare il tono e l'armonia cinetica, determinate proprio dall'impulso motorio che è sempre lateralizzato, permettono la scelta della mano da privilegiare per l'apprendimento della scrittura. Questo aspetto serve proprio ad evidenziare eventuali disturbi dell'esecuzione e del controllo motorio, che influiscono sulla disgrafia rendendo difficoltosa la corretta riproduzione delle lettere e delle loro congiunzioni e la successione ordinata del tracciato.

Scrivere è in primo luogo saper tracciare segni grafici più o meno complessi e occorre possedere, quindi, un'adeguata abilità manuale, insieme a una capacità di coordinazione, che permette di eseguire segni precisi e rapidi. Bambini che mostrano problemi di coordinazione, di ritmo ed equilibrio nel rapporto oculo-manuale, saranno poi deficitari nei movimenti dello schema mano-dita-polso e avambraccio.

Uno dei segni più sensibili della presenza di questa difficoltà è l'impossibilità di rilassamento volontario del muscolo, che si esprime molte volte con un'eccessiva sudorazione, derivante dal grande sforzo che il bambino sta attuando.

Una cattiva coordinazione, incidendo inoltre sulla respirazione, comporta un ritmo respiratorio scoordinato che non favorisce il rilassamento muscolare e di conseguenza incide negativamente sulla scioltezza e fluidità dei movimenti implicati nella scrittura.

Proprio in ambito della fluidità motoria, inoltre, può essere utile analizzare la qualità temporale del controllo motorio in azioni elementari di una certa durata, come ad esempio il *tapping test* - battere il più velocemente possibile il dito sul tavolo - oppure il *pick-up test* - vuotare il più rapidamente possibile un bicchiere pieno di palline, estraendole una per volta.

Un'importante osservazione deve essere rivolta anche all'ambito della coordinazione motoria globale e fine, attraverso prove che dimostrino il grado di maturazione della coordinazione. La coordinazione è la prima caratteristica dell'atto motorio ed esprime il graduale adattamento spazio-temporale dei segmenti corporei in movimento; a livello globale è importante indagare i movimenti di tutto il soma nello spazio - corsa, salto, marcia, deambulazione ecc. - che presuppongono l'acquisizione di schemi motori d'incrocio degli arti; questi ultimi, infatti, comportano il superamento della linea mediana del proprio corpo e coinvolgono simultaneamente i due emisferi cerebrali permettendo al bambino di esplicare attività come quelle appena descritte e anche quelle relative all'apprendimento scolastico (lettura e scrittura). Queste ultime infatti implicano la funzionalità di diverse aree cerebrali situate sia nell'emisfero destro che sinistro che debbono attivarsi contemporaneamente.

Le abilità di coordinazione motoria fine, come quelle delle dita e della mano, presuppongono un'abilità sequenziale che si sviluppa nel bambino tra i 3,5 e i 5-6 anni, in relazione al grado di complessità richiesto dalla coordinazione.

Aspetto sensorio-motorio

Anche l'aspetto sensorio-motorio influisce in modo determinante sullo sviluppo di un'adeguata coordinazione e abilità grafica: le coordinate sensoriali, influendo sui sistemi di coordinate spaziali, si riversano conseguentemente nella produzione del movimento (in questo caso l'azione dello scrivere): se le coordinate sensoriali sono inadeguate, il problema coinvolgerà la funzione spaziale che è alla base di un numero eterogeneo di compiti adattivi, tra i quali quello della scrittura.

Le coordinate sensoriali vengono trasformate e codificate dal sistema nervoso in coordinate motorie: questa trasformazione risulta essere cruciale nella produzione del movimento.

Pierro (1995) afferma che il neonato è in grado di localizzare visivamente, acusticamente o tattilmente la presenza di un oggetto nello spazio, di orientare capo e occhi per raggiungerlo, programmare la traiettoria della mano per afferrarlo e portarlo poi alla bocca. La funzione adattiva, quindi, emerge dall'interazione di molteplici atti sensorio-motori modulari realizzati entro un'area di adattabilità che viene a essere delimitata dalla flessibilità, dall'organizzazione spaziale percettivo-motoria di ciascun atto motorio implicato e dalle caratteristiche del contesto ambientale, in termini di coordinate spaziali. Ciascuna modalità sensoriale incide, attraverso specifiche connessioni sensorio-motorie, sulla formazione di mappe spaziali dei singoli atti motori da generare.

Secondo Pellionisz e Llinas (1985) ogni sistema sensorio-motorio è dotato di:

- un "network" sensoriale che permette la rappresentazione interna del mondo esterno;
- un "network" motorio, di tipo cerebellare, implicato nell'esecuzione del movimento in funzione dello spazio e del tempo;
- una trasformazione sensorio-motoria che correla reciprocamente con il mondo esterno, e la rappresentazione interna di esso: queste trasformazioni permettono di adattare ogni eventuale alterazione del mondo esterno, o di quello rappresentato internamente, all'interno delle interazioni che il bambino ha con l'ambiente; in tal modo fanno sì che il bambino possa eseguire con precisione il movimento.

Aspetti visuo-spaziali

La conoscenza e l'uso dello spazio nel bambino si originano e si sviluppano dal rapporto dinamico tra molteplici dimensioni percettive e le emergenti dimensioni rappresentative dello spazio stesso; ma alla base tutto ciò è strettamente correlato alla dinamica del movimento: è attraverso il movimento e più tardi la deambulazione che vengono a costituirsi quei sistemi di referenza spaziale, strutturati proprio su relazioni tra movimenti e percezioni, che permettono al bambino di "collaudare" quelle mappe spaziali specifiche per modalità sensoriale, già interiorizzate su base percettiva.

L'ontogenesi della conoscenza spaziale nel bambino segue tre principali tappe che, a partire da una forma di conoscenza egocentrica, cioè di codifica delle relazioni spaziali in riferimento al punto di vista dell'osservatore, evolvono a una forma di tipo allocentrico, in cui la codifica delle relazioni spaziali è ricavata dagli stimoli esterni.

Il primo sistema di riferimento spaziale nel bambino è di natura egocentrica: egli tende a utilizzare un *frame di* referenza procurato dalle posizioni e dai movimenti del proprio corpo: ciò fa sì che il bambino, attraverso la registrazione della velocità e della direzione dei suoi movimenti, possa farne uso successivamente nell'ambiente esterno mediante strategie adattive basate sul ricordo. Il neonato possiede, dunque, meccanismi innati di controllo spaziale del movimento che vengono collaudati attraverso l'incontro con l'ambiente esterno allo scopo di rappresentarsi nuove mappe spaziali grazie all'apprendimento per prove ed errori. Inizialmente i principali criteri di riferimento del bambino sono i meridiani orizzontale e verticale della retina e l'asse longitudinale del corpo: ciò gli permette di dividere lo spazio in quattro aree: alto, basso, sinistra e destra, che sono posti in relazione tra loro.

Nel corso dello sviluppo emerge una maggior consapevolezza della distinzione fra schema corporeo e ambiente, sì che il bambino inizia a fare riferimento alle relazioni tra elementi esterni e a rappresentarsi gli attributi spaziali e la localizzazione degli oggetti o eventi in un ambiente a larga scala entro il quale organismo e oggetto coesistono.

Quando il bambino è in grado di rilevare dei punti di riferimento spaziali stabili, i cosiddetti *landmarks*, la relazione messa in atto tra organismo e ambiente esterno non è più di tipo egocentrico, ma allocentrico: Piaget e Inhelder (1947) fanno riferimento alla comparsa dello spazio rappresentativo che permette al bambino di rappresentare i punti di riferimento sia nelle loro relazioni reciproche che con l'organismo; di conseguenza vengono a configurarsi veri e propri modelli interni, cioè mappe cognitive spaziali nelle quali le coordinate sensoriali si trasformano in coordinate spaziali, basate su rapporti dapprima topologici, in seguito euclidei (gli oggetti sono collocati in uno spazio definito in modo stabile dai tre assi virtuali ortogonali).

Pertanto, nello sviluppo della percezione dello spazio, oltre che la costruzione di un sistema di relazioni stabili, si assiste a una progressiva differenziazione tra organismo e ambiente, che consente di percepire, via via in modo sempre più preciso, le diverse configurazioni degli stimoli, nonché di vagliare in modo sempre più articolato le relazioni invarianti di ordine superiore di una struttura.

In questo modo il bambino acquisisce strategie percettive sempre più efficienti ed economiche nell'esplorazione delle forme, nell'analisi delle traiettorie di oggetti in movimento, nella messa a confronto di stimoli ecc.

Secondo il modello già esposto di Iverson e Thelen sull'*embodied cognition* l'individuo agisce nell'ambiente senza possedere una rappresentazione di natura puramente cognitiva che lo guida, ma compie dei movimenti in base alle informazioni che gli provengono dall'ambiente, nel momento della stessa azione e sul ricordo di esperienze simili; di conseguenza lo sviluppo cognitivo evolve a partire dalla percezione del proprio essere, innanzitutto come organismo fisico, parallelamente allo sviluppo delle funzioni motorie e al controllo delle stesse.

Una compromissione a livello visuo-spaziale comporta una difficoltà nell'immaginare le relazioni spaziali, i movimenti di oggetti o percorsi, e si traduce in specifici disturbi dell'apprendimento scolastico: si pensi al disegno, alla scrittura, alla geometria, all'aritmetica ecc.

In questi casi possono esserci difficoltà a livello della memoria visuo-spaziale: questo tipo di memoria evolve con l'evoluzione delle competenze linguistiche e delle capacità di elaborazione e rappresentazione, ma soprattutto nel momento in cui il bambino esce dalla fase di egocentrismo, ponendosi dal punto di vista dell'altro; il modello iniziale adottato per analizzare le componenti sottese alla memoria visuo-spaziale è stato ripreso da Baddeley (1986). Egli ipotizzava un esecutivo centrale (elaboratore) e due sistemi sussidiari correlati ai sistemi sensoriali periferici: un *loop* articolatorio capace di elaborare materiale verbale e una memoria visivo-spaziale che elabora il materiale non verbale.

Cornoldi et al. (1997) più recentemente operano delle modifiche al modello classico di Baddeley sottolineando il ruolo centrale di un'elaborazione attiva, implicata nei compiti attivi di rotazioni e ricostruzioni d'immagini, percorsi immaginari ecc.

L'organizzazione visuo-spaziale e l'orientamento spaziale quindi sono caratteristiche fondamentali per poter utilizzare correttamente lo spazio grafico; sottese a un deficit nell'area visuo-spaziale, infatti, si riscontrano alcune difficoltà caratterizzanti il disturbo grafico: il bambino mostra incapacità nel sapersi orientare in una configurazione visiva; nelle relazioni spaziali tra i vari elementi e nel mantenere spazi regolari tra le varie parole (o sono eccessivamente grandi o eccessivamente piccoli); nelle simmetrie; nel saper costruire un'immagine visiva (si pensi alla copia di un disegno, ma anche di un grafema); nell'organizzare spazialmente gli input visivi; nell'organizzazione dello spazio del foglio (ad esempio la direzionalità del tracciato grafico); nel valutare le proporzioni delle lettere (le dimensioni dei grafemi sono irregolari e accanto a lettere grandi ne compaiono altre più piccole).

Aspetto visivo-oculomotorio

Da quanto detto emerge chiaramente l'importanza del ruolo che la vista assume in età evolutiva rispetto allo sviluppo.

Quando si parla di vista non s'intende solo un fenomeno isolato e modificato solo per i suoi aspetti quantitativi, ma si fa riferimento a un processo legato a continue variazioni qualitative che incidono sull'intera evoluzione percettiva, motoria e neuropsichica. Le afferenze visive, infatti, permettono di attivare processi neuropsicologici essenziali, attentivi, mnestici, analitici, e programmazioni motorie finalizzate, ovvero abilità oculomotorie. Per questo motivo è fondamentale considerare l'interazione occhio-cervello e attribuire alla vista un ruolo strutturante nei processi organizzativi cerebrali: l'uso dei movimenti di sguardo ai fini dell'esplorazione dello spazio e degli oggetti facenti parte dell'ambiente presuppone il controllo volontario dei muscoli degli occhi che permetterà al bambino non solo, ad esempio, di leggere e scrivere scorrevolmente, ma di seguire in modo esatto e senza sforzo l'ordine delle lettere scritte o da scrivere. Difficoltà o mancanza di coordinazione tra i muscoli dell'occhio e tra gli occhi, infatti, creano movimenti di sguardo caotici che provocano conseguentemente perdita di riferimenti spaziali e di concentrazione.

È possibile riscontrare alla nascita due sistemi visivi: un primo, legato alla via extrastriata, permette di ricavare informazioni visive spaziali (presenza e posizione di un oggetto) e cioè di riconoscere il significato di un oggetto; un secondo, di natura attentiva, riguarda le coordinate spaziali dell'attenzione visiva (direzione, distanze, ecc.) utilizzate per dirigere e organizzare serialmente le varie componenti dell'azione.

L'osservazione dei movimenti di sguardo è quindi una delle prime valutazioni da effettuare:

- movimenti saccadici, cioè movimenti coniugati di ambedue gli occhi affinché ci sia uno spostamento della fissazione da un punto all'altro;
- esplorazione visiva o *scanning*, cioè la successione attiva dei movimenti saccadici, in cui occorre inibire la fissazione e organizzarla serialmente se gli oggetti non sono molto ravvicinati, altrimenti si ha una sorta di *arrampicamento graduale* senza interruzioni, detto *arrampicamento maculo-maculare*: alla nascita si osserva uno scanning stereotipato e legato agli stimoli, infatti circa il 24% dei neonati normali ha uno sguardo iperfisso; ciò si riscontra, però, anche nel 50% dei bambini con disprassia di sguardo, i quali mostrano difficoltà a inibire la fissazione precedente. Lo stesso fenomeno si riscontra, inoltre, nei casi di disprassia congenita di Cogan o tipo Cogan (Sabbadini G., 2000);
- a partire dall'età di tre mesi, invece, i bambini normali possiedono molteplici e mutevoli strategie esplorative, poiché si accresce gradualmente un meccanismo attentivo supervisore e di controllo che presiede all'organizzazione sequenziale delle varie sottofunzioni visive (fissazione, inibizione, visione centrale dell'oggetto e periferica spaziale ecc.). Questo meccanismo coincide sia con la rappresentazione della realtà esterna, sia con le capacità di pianificare, programmare, selezionare e sequenziare le varie azioni da compiere. Ratcliff e Ross (1981) evidenzia come esistano, infatti, molte rappresentazioni del mondo esterno che sono spesso correlate alla capacità che il bambino ha di elaborare e rielaborare, attraverso la visione, le varie rappresentazioni spaziali di un determinato oggetto.

Nel bambino disgrafico con disprassia del disegno e della scrittura, è spesso presente la disprassia di sguardo, intesa come deficit di esplorazione attraverso movimenti saccadici di sguardo, messi in atto allo scopo di conoscere o riconoscere oggetti o persone, o anche al fine di compiere funzioni adattive (in questo caso la scrittura) che presuppongono proprio l'integrità di queste componenti; questo comprometterebbe la coordinazione occhio-mano sia visuo-motoria che visuo-cinestesica.

Denckla e Roeltgen, nei loro lavori (1992), hanno osservato la presenza della stessa correlazione tra la disprassia evolutiva, in particolare disprassia di sguardo, e un deficit della scrittura.

Nella disprassia di sguardo tipo Cogan (Sabbadini e Bonini, 1986; Sabbadini G. et al., 2000), è evidente una perdita dei saccadici volontari orizzontali e presenza di movimenti orizzontali a scatti del capo, compensatori, cioè eseguiti allo scopo di mobilizzare in maniera volontaria lo sguardo; sono inoltre presenti ammiccamenti, spasmi di fissazione in alto e lateralmente, che compaiono nel momento in cui il soggetto si propone di volgere lo sguardo verso un punto prestabilito: è inoltre presente il cosiddetto sintomo occhi fissi o iperfissazione (incapacità nel staccare lo sguardo da un oggetto per guardarne un altro).

La disprassia di sguardo sembra assumere quindi un possibile e importante valore predittivo rispetto alla comparsa di disprassia della scrittura; di conseguenza il poter effettuare una diagnosi in età precoce permette di predire la comparsa di eventuali nuovi sintomi e quindi di poter intervenire preventivamente.

Ambito visuo-costruttivo e disegno su copia e su richiesta

Il disegno rappresenta la manifestazione più esplicita delle abilità visuo-costruttive del bambino in quanto per la sua realizzazione, sia su copia che su richiesta, occorre l'integrità di alcune componenti prettamente grafiche, ma anche la necessaria presenza di capacità prassiche quali, ad esempio, cancellare o usare righelli e compassi. Si tratta di un'abilità molto complessa, soprattutto per quei bambini che presentano deficit prassici, visuo-spaziali e visuo-costruttivi.

I primi studi condotti in questo campo hanno evidenziato che le abilità di copia di figure geometriche correlano significativamente con il successo scolastico; inoltre neurologi, psichiatri, psicologi spesso hanno sottolineato significative correlazioni tra problemi emotivi, livello cognitivo e capacità dei bambini di copiare forme geometriche.

Griffiths (1954) e Kellogg (1970) hanno orientato i loro studi sulle abilità dei bambini, iniziando dalle prime fasce d'età, a copiare alcune delle tante forme geometriche elementari, come ad esempio una croce, un cerchio o un quadrato.

Vereecken (1961), rivalutando i lavori di Piaget sullo sviluppo della percezione spaziale e della riproduzione, osserva che il primo livello spaziale raggiunto è quello topologico, durante i primi 5 anni; le dimensioni spaziali di tipo euclideo sono raggiunte tra i 5 e i 10 anni e includono direzionalità, linee rette e curve, lunghezza e distanza; il livello spaziale di proiezioni si sviluppa durante quello euclideo e si protrae oltre i 10 anni.

Lo stesso autore evidenzia che, nella copia di figure, il bambino deve essere innanzitutto consapevole dell'aspetto direzionale e localizzatorio dell'azione. Il primo aspetto è reso possibile dai movimenti oculari; il secondo attraverso i movimenti del braccio, che sono comunque in stretta correlazione con i movimenti oculari: i bambini possono scarabocchiare tracciando linee verticali, orizzontali e circolari, anche prima di mostrare capacità nella copia di queste, solo per il semplice fatto che lo scarabocchio prevede poca o nulla coordinazione occhio-mano.

Più recentemente gli autori del test VMI (Beery et al., 1997; Beery, 2000) hanno messo a punto delle prove per identificare lo sviluppo della capacità di copiare forme geometriche; più precisamente ne vengono identificate 24 con caratteristiche di sviluppo distintive e relative all'età cronologica del bambino.

Essi riflettono sull'importanza di adeguate funzioni di input e output, come quella d'integrazione visuo-motoria, che rappresentato prerequisiti necessari al successo scolastico; ci sono infatti significative evidenze della loro predittività in alcuni ambiti scolastici, come ad esempio nella scrittura.

Numerosi studi mettono in luce significativi miglioramenti rispetto a risultati raggiunti in vari test grafomotori come il VMI, dopo un periodo di training e dopo aver seguito specifici programmi. Infatti insegnamenti mirati a rendere abile il bambino nella copia di un cerchio o di un quadrato sono necessari per renderlo pronto all'esecuzione di successivi tracciati grafici di lettere, parole o altre forme, anche se non sempre questo comporta un automatico miglioramento nell'ambito delle abilità più prettamente scolastiche, come ad esempio quelle di scrittura.

Ponendo a tale proposito l'attenzione su uno dei disturbi scolastici più significativi, quale quello di scrittura, Beery e i suoi collaboratori, ricalcando gli studi condotti da Piaget sullo sviluppo dell'abilità esecutiva della mano e delle dita, postulano l'ipotesi che prima di mettere in atto l'attività di scrittura è necessario che il bambino sia abile nella copia della *oblique cross*, cioè di una diagonale, perché questa è presente in molte lettere.

Gli autori individuano importanti componenti su base visuo-motoria, indispensabili per poter scrivere, ad esempio:

- *forma delle lettere*: fregi, inclinazioni e altre espressioni di accuratezza grafica vengono applicate solo dopo che il bambino ha dimostrato una chiara padronanza della forma delle lettere; controversa è la questione relativa all'uso iniziale della scrittura stampata o del corsivo: alcuni ritengono che la prima forma caratterizzata da frequenti stop e reinizi sia troppo difficile per le prime forme di scrittura; altri ritengono il contrario, in quanto soprattutto nel bambino disprattico è proprio il tratto continuo e fluido che costituisce il maggior problema;
- *dimensioni*: la scrittura presuppone un graduale ridimensionamento da un tracciato largo a uno più stretto: le linee proposte al bambino devono essere di dimensioni variabili e inizialmente ampie, proprio perché possa utilizzare non solo i movimenti delle dita, ma anche quelli del braccio.

In definitiva, bisogna considerare che la copia di forme geometriche, incidendo sull'abilità grafica, è considerata un parametro importante da tenere in considerazione sin dalle prime sedute di valutazione e di terapia.

Ambito prassico-costruttivo

L'ambito prassico-costruttivo riveste un ruolo importante ai fini di un'adeguata abilità grafica (vedi correlazioni in Sabbadini G. e Sabbadini L. et al., 1993, tra disprassia costruttiva e disgrafia), e anche rispetto alla coordinazione motoria e all'organizzazione spaziale. Va previsto dunque, nella valutazione della disgrafia, l'utilizzo di prove costruttive, soprattutto nei bambini tra i 4 e i 5 anni, ai fini dell'individuazione di difficoltà che potrebbero ripercuotersi sull'apprendimento scolastico.

La presenza delle difficoltà finora esaminate, cioè quelle visuo-spaziali e prassico-costruttive, incide fortemente rispetto ai risultati dell'apprendimento per quanto riguarda l'ambito scolastico e non solo sull'attività grafica (morfologia della grafia, velocità d'esecuzione, rispetto dei margini, righe e quadrettature dei fogli, ecc.), ma anche rispetto alla capacità di effettuare seriazioni, incolonnamento di cifre, conta di oggetti in ordine sparso e così via.

Benton nel 1966 descrive per primo il disordine costruttivo, intendendolo come "un'alterazione dell'attività organizzativa e combinatoria in cui i dettagli devono essere chiaramente percepiti e in cui le relazioni tra le parti componenti l'insieme devono essere comprese, se si desidera che la loro sintesi sia raggiunta".

Sono molti i compiti che richiedono un'abilità di tipo costruttivo e che presuppongono la collocazione dell'oggetto da rappresentare nello spazio extrapersonale: classicamente vengono proposti modelli bi- e tridimensionali presentati in figure, che il bambino deve "interpretare" e realizzare con cubi veri e propri; si possono anche proporre prove di costruzione bidimensionale mediante bastoncini o puzzles di figure geometriche ritagliate in più pezzi.

Da tener presente che per risolvere un compito di tipo costruttivo occorre innanzitutto fare un'analisi preliminare della figura o del modello (*visual buffer*), quindi trattenere la figura osservata in memoria (*working memory*) per poi riprodurla; il soggetto, una volta osservata la figura, tenderà a recuperare dalla sua memoria a lungo termine strutture già conosciute di cui quella figura si compone; in seguito vengono messi in atto processi di analisi spaziale (rapporti topologici, euclidei, metrici e proiettivi).

La fase di elaborazione centrale, che il soggetto attiva dopo queste analisi preliminari, permetterà di definire le scelte procedurali idonee alla fase di esecuzione, cioè fornisce un "piano costruttivo" utile per le operazioni grafomotorie.

Durante l'esecuzione è importante che il soggetto si avvalga sia delle abilità di rappresentazione spaziale, sia di un'adeguata regolazione visiva (utile per l'osservazione continua del disegno o modello da riprodurre) e cinestesica.

Sequenzialità e gestualità

È importante inoltre focalizzare l'attenzione sulle abilità gestuali che sono sempre deficitarie nei casi di disprassia: la difficoltà riguarda il saper selezionare i gesti adeguati allo scopo prefisso, avere una performance efficiente di essi, siano essi rappresentazionali o non rappresentazionali, infine saperli porre in sequenza; infatti tali difficoltà, legate alla programmazione e pianificazione temporo-spaziale di un'azione finalizzata, correlano con quelle che sono alla base del disturbo di scrittura.

La valutazione della gestualità, alla luce dei risultati ottenuti mediante sperimentazioni compiute nell'ambito dell'età evolutiva, deve includere varie modalità:

- su richiesta verbale e su imitazione;
- con presenza dell'oggetto reale e senza;
- gesti rappresentazionali e non rappresentazionali;
- compiti basati su esercizi abituali e inusuali;
- gesti isolati e in sequenza.

Questi aspetti verranno analizzati più dettagliatamente nel capitolo della disprassia verbale e dei disturbi del linguaggio con associati segni di disprassia.

Il modello di valutazione proposto e quindi il progetto d'intervento prevede dunque la considerazione di tutte le componenti deficitarie implicite nelle diverse sindromi disprattiche; in termini pratici tutto questo verrà spiegato meglio nell'analisi dei casi clinici.

Casi clinici*

Sabbadini L., Iurato E.

Primo caso clinico: Andrea (5 anni) - Disgrafia e dislessia su base disprattica

Andrea ha ormai 17 anni e inizierà l'anno prossimo l'Università, facoltà di Giurisprudenza. La sua storia inizia all'età di 4 anni e sei mesi, quando viene segnalato dalle insegnanti di scuola materna perché si rifiuta di disegnare e perfino di prendere in mano la matita.

Il problema è dapprima interpretato in chiave psicologica e sono avviati dei colloqui con i genitori per cercare di capire il rifiuto di Andrea, ma senza risultati. Solo qualche mese dopo giunge alla nostra osservazione e già dalle prime valutazioni e dalla raccolta anamnestica ipotizziamo una disprassia generalizzata con marcata componente disgrafica.

Raccolta anamnestica

Andrea è nato alla 42a settimana, post-termine; piccolo di peso (2,300 kg) e di statura. Non viene riferito alcun poblema al parto né in gravidanza.

Un dato significativo è il fattore famigliarità: il padre presentava da bambino gli stessi problemi e continua ad avere difficoltà di scrittura; ma questo lo sapremo soltanto diverso tempo dopo. Anche un cuginetto di Andrea, sempre da parte del padre, presenta difficoltà di apprendimento della letto-scrittura. Nello sviluppo motorio non ci sono stati problemi significativi. Ha iniziato a camminare prima dell'anno, ma non ha gattonato.

Non è mai andato sul triciclo e ha imparato tardi, solo verso i 7-8 anni, ad andare in bicicletta. Presentava inoltre difficoltà nella motricità fine e nelle prassie manuali, ad esempio tagliare, strappare un foglio di carta, e anche nelle prassie dell'abbigliamento, ad esempio spogliarsi, vestirsi, abbottonarsi e persino nel rispettare la sequenza del lavarsi le mani con il sapone. La mamma riferisce che viene considerato un "pasticcione": va a sbattere dappertutto; è infatti molto impacciato nei movi-

---

menti. Non ha mai invece presentato invece problemi di linguaggio, anzi dimostra di avere un ottimo vocabolario e delle capacità verbali che compensano i suoi deficit sul piano prassico.

È sempre stato un bambino iperattivo, molto eccitabile sin da piccolo e incapace di fermarsi a lungo su un compito; durante l'osservazione è evidente la sua incapacità a mantenere l'attenzione ai diversi compiti proposti e a portare a termine quanto iniziato, se non con costante contenimento.

Prima valutazione neuropsicologica

Al momento della prima valutazione all'età di cinque anni, risultava:

- Q.I. nella norma;
- competenze linguistiche adeguate, sia in comprensione che in produzione; solo con parole tri- o quadrisillabiche complesse e a bassa frequenza d'uso comparivano alcune difficoltà nella coarticolazione (ad esempio metatesi, posposizioni);
- ambiti prassico-costruttivo e visuo-spaziale molto compromessi;
- nel *block building* (Gesell) si evidenziavano difficoltà già nei primi item;
- consapevolezza degli errori e dell'incapacità a eseguire compiti prestabiliti; spesso presentava crisi di rabbia o, durante un disegno o un compito prassico-costruttivo, esplodeva frasi del tipo: "Ma dove deve andare questa mano?", interrompendo quello che stava facendo;
- aspetti grafomotori (disegno spontaneo) gravemente deficitari (Figg. 5.1 e 5.2);
- incapacità di produrre figure geometriche elementari.

Terapia

Poiché ormai Andrea aveva compiuto cinque anni, si è scelto, come obbiettivo primario, di puntare sull'organizzazione delle competenze relative all'apprendimento della letto-scrittura, importanti ai fini dell'inserimento a scuola.

Quindi nell'ultimo anno della scuola materna si è potenziato il versante riguardante:

- i rapporti spaziali;
- le prassie costruttive;
- il disegno su copia;
- esercizi grafomotori: *griffonages*.

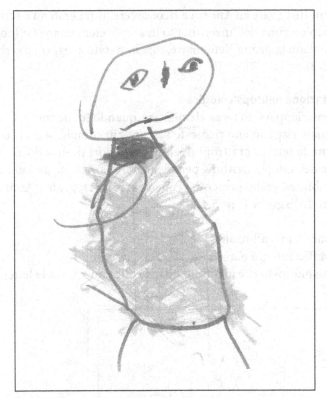

Fig. 5.1. "Figura umana" (5 anni e 5 mesi)

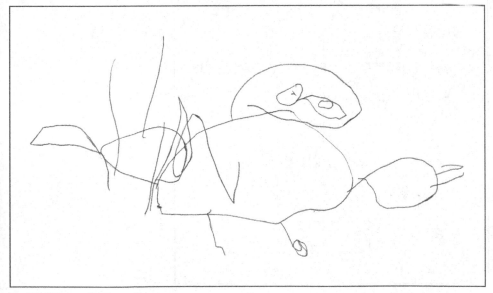

Fig. 5.2. "Gigante" (10 anni)

È stato possibile insegnare ad Andrea a riconoscere tutti i grafemi e scriverli in stampatello maiuscolo prima dell'inserimento in scuola elementare. Quindi ha frequentato senza problemi la prima elementare, e ha imparato a leggere e scrivere anche in corsivo (Fig. 5.3).

Seconda valutazione neuropsicologica

I problemi sono riapparsi in terza elementare, quando le sue competenze si sono rivelate inadeguate rispetto alle richieste sempre più complesse e al confronto con i suoi compagni; la lettura era troppo lenta, con errori di decodifica e difficoltà di comprensione del testo; la scrittura, per adeguarsi alla velocità dei suoi compagni, diventava illeggibile ed erano presenti frequenti errori ortografici. Andrea presentava i classici segni di disgrafia (Fig. 5.4):

- lettere o parole mal allineate;
- spazio insufficiente tra parole;
- curve acute piuttosto che arrotondate nei collegamenti tra le lettere;

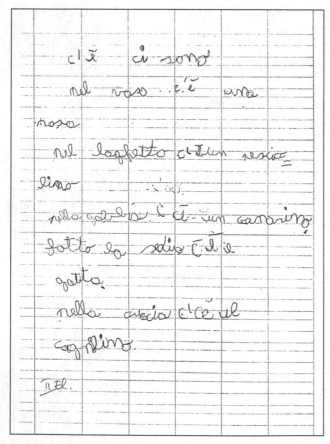

Fig. 5.3. Scrittura in corsivo (inizio II elementare)

- irregolarità nei collegamenti tra le lettere;
- collisioni tra due lettere successive a causa della ridotta distanza;
- altezza relativa dei vari tipi di lettere scorretta;
- deformazioni di lettere rispetto alla loro forma convenzionale;
- forme ambigue delle lettere da un punto di vista morfologico, così da poter essere confuse con altre;
- traccia grafica instabile: dimensioni, forma, caratteristiche spaziali della traccia grafica variavano significativamente durante il processo di scrittura.

Alle prove di lettura Andrea risultava al disotto della II DS. Si riprendeva a quel punto la terapia per potenziare la capacità di lettura e di scrittura, con esercizi di lettura, liste di parole e scrittura al computer, ma senza grandi risultati, anche perché la collaborazione del bambino era pressoché nulla.

Non erano stati ancora da noi considerati, nel progetto di terapia per la disgrafia, gli aspetti relativi alla coordinazione motoria generale, in particolare gli schemi di movimento (gestualità in sequenza e schemi crociati), né l'ambito della motrici-

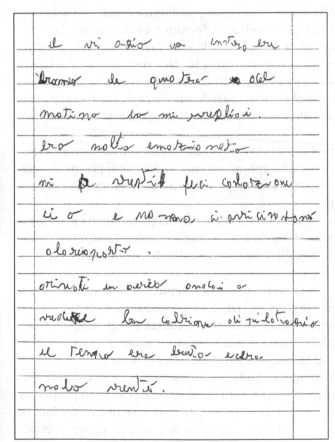

Testo scritto:
Il viaggio in Israele
erano le quattro del
mattino io mi svegliai.
ero molto emozinato.
mi vestì feci colazione e io
e nonna ci avvici
all'aeroporto.
arrivati in aereo andai a
vedere la cabina di pilotagio.
il tempo era brutto e
c'era molto vento.

Fig. 5.4. Esempi di grafia "Il viaggio in Israele"

tà fine e delle capacità a sequenziare con le dita delle mani. Non eravamo ancora consci dell'importanza di questi aspetti nella rieducazione dei disturbi di apprendimento della letto-scrittura su base disprattica e in particolare nella disgrafia. Rispetto alle difficoltà oculomotorie era stato iniziato un lavoro sulla coordinazione dei movimenti di sguardo, però non portato avanti in modo sistematico.

Erano inoltre subentrati seri problemi famigliari (che hanno poi portato alla separazione i genitori); pertanto in quell'anno e per il successivo Andrea è stato aiutato con sostegno psicologico (prima con psicodramma analitico, poi con psicoterapia individuale), rifiutando comunque di fare terapia per i problemi di apprendimento.

Terza valutazione neuropsicologica

All'età di 11 anni, alla fine della scuola elementare, Andrea era del tutto demotivato rispetto allo studio e all'apprendimento; le sue capacità intellettive erano mortificate, il suo livello di autostima bassissimo in conseguenza del fatto che si sentiva del tutto inadeguato rispetto alle richieste dell'ambiente.

La diagnosi effettuata allora dall'équipe della ASL di appartenenza e più tardi da un centro specializzato per i problemi di apprendimento era di dislessia evolutiva di grado severo. Alla valutazione neuropsicologica erano messe in evidenza difficoltà anche nella scrittura e nell'area dei numeri e del calcolo. Le competenze cognitive, esaminate con la scala WISC-R, mostravano un profilo cognitivo adeguato (Q. I. totale = 97), con poco scarto tra Q.I. verbale (98) e Q.I. performance (96). Venivano inoltre evidenziate difficoltà nella memoria a breve termine sia nella modalità verbale che visuo-spaziale e nella capacità di esplorazione visiva. Veniva quindi consigliato l'uso di strategie di compenso quali il computer e la calcolatrice.

Inserito per il ciclo di scuola media in un istituto statale considerato all'avanguardia rispetto all'accettazione e all'impegno nel trovare soluzioni per questi problemi, Andrea è stato aiutato a portare avanti gli studi con insegnante di sostegno e insegnante a casa per i compiti.

La mamma di Andrea, persona molto sensibile e intelligente, non ha mai smesso di porsi il problema di come aiutare il figlio e migliorare le sue capacità di apprendimento, fiduciosa delle possibilità del ragazzo e desiderosa di fargli continuare gli studi dopo la terza media.

In quel periodo Andrea era tornato in terapia per migliorare l'ambito della letto-scrittura. Si è cercato di potenziare gli aspetti relativi a queste competenze tramite l'uso del computer, che finalmente era stato accettato da Andrea e dagli insegnanti, sia per ridurre gli errori ortografici tramite l'uso del correttore ortografico a scelta multipla, sia con l'uso di esercizi al tachiscopio per velocizzare la lettura.

Era comunque evidente il disagio di Andrea a scuola: nonostante la sua brillante intelligenza si autoemarginava, aveva difficoltà a relazionarsi con i compagni e ad accettarsi con le sue difficoltà. Anche negli sport, purtroppo, venivano alla luce le sue difficoltà di coordinazione motoria: impaccio nel correre, nel palleggiare o nel calciare la palla, per cui rinunciava a priori a questo genere di attività.

Ultima valutazione neuropsicologica

In seconda media, all'età di 12 anni, c'è però stata una svolta significativa rispetto al programma di terapia. In quel periodo, avevamo infatti, sviluppato sempre di più le nostre osservazioni con bambini disprattici e ci rendevamo conto della necessità di programmare un lavoro serio e continuo, sia sul piano motorio, che rispetto alle capacità di attenzione simultanea. Dalla raccolta di casi clinici, avevamo ricavato osservazioni sui vari tipi di disprassia, evidenziando interessanti correlazioni presenti in ogni singolo caso. Soprattutto rispetto a casi specifici di DSA, e in particolare nella disgrafia associata a difficoltà di lettura su base visuo-spaziale, emergeva sempre più la necessità di tener conto delle difficoltà settoriali (disprassia di sguardo, disprassia della scrittura e del disegno, difficoltà a livello sequenziale nella motricità delle dita delle mani), ma contemporaneamente delle difficoltà a coordinare i vari ambiti e mantenere il controllo simultaneo sugli stessi, al fine del raggiungimento degli obbiettivi di volta in volta fissati. Era ormai chiaro che non bastava più lavorare isolatamente settore per settore, ma si doveva puntare contemporaneamente sui processi di controllo. Le tavole riassuntive, elaborate allora a fini didattici (Tabelle 2.1, 2.2, 2.3, 2.4) mettevano chiaramente in luce, da un punto di vista esplicativo, quali competenze sono implicite nelle diverse funzioni adattive.

A livello operativo, cioè terapeutico, veniva sempre più riconosciuta l'importanza da una parte di potenziare le abilità di base, dall'altra di considerare che ogni funzione adattiva è costituita dalla somma di più funzioni di base, coordinate dai processi di controllo. Rimaneva però di fondamentale importanza esaminare le aree più deficitarie e educare il bambino a farle funzionare adeguatamente attraverso esercizi mirati, nel tentativo di ripristino delle stesse, senza però escludere, se necessario, di usare meccanismi e strategie di compenso. Contemporaneamente bisognava agire sul piano dell'attenzione, potenziare le capacità di autocontrollo e prendere coscienza di quanto via via si stava apprendendo (livello metacognitivo). In quel periodo abbiamo iniziato a elaborare la metodologia di osservazione e quindi la stesura del protocollo di valutazione delle Abilità Prassiche e della Coordinazione Motoria (APCM), aggiornando e ampliando l'esame screening neurologico-comportamentale, già pubblicato da Sabbadini G. e L. (1997). Il protocollo è nato quindi da anni di lavoro e di pratica clinica e dall'osservazione di bambini con vari tipi di disturbi di apprendimento e di attenzione, con particolare riferimento alla disprassia in età evolutiva.

La metodologia sulla quale abbiamo concordato e poi intrapreso il lavoro di terapia con Andrea si basava soprattutto sul potenziamento degli ambiti motori e delle competenze di base, con presa di coscienza dell'organizzazione simultanea dei movimenti necessari all'esplicitazione del compito e al raggiungimento degli obbiettivi.

In quegli anni (1998/99), come abbiamo visto dalla rassegna bibliografica, sono state avviate e si sono sviluppate le più importanti ricerche sul tema della disprassia in età evolutiva, ma soprattutto sull'*embodied cognition,* e questo particolare non ci sembra irrilevante e casuale. È interessante notare che, via via che proseguivamo nel mettere a punto la nostra metodologia, basata su intuizioni ricavate dai dati clinici e dal lavoro in termini terapeutici con i bambini da noi seguiti, oltre che dai dati ricavati da precedenti lavori già pubblicati (1993, 1995, 1997), le nostre ipotesi venivano supportate da ricerche sui vari ambiti dello sviluppo avviate da diversi ricercatori. Discutemmo con la mamma di Andrea, e con Andrea in primis, la possibilità di provare per un periodo una terapia costante, continua e intensa, secondo questo programma e questa metodologia.

Alla valutazione, in quel periodo, all'età di 12 anni risultavano questi dati:

- il sistema dell'incrocio non era ancora appreso; non era in grado di eseguire salti crociati con gambe e braccia;
- negli esercizi motori era scoordinato, accumulava molta tensione e non controllava la respirazione;
- non era in grado di controllare in maniera fluida e precisa sequenze di micro-movimenti con le dita delle mani;
- nei movimenti oculari emergevano difficoltà nei movimenti di sguardo sia rispetto all'inseguimento visivo, in cui presentava degli scatti, sia nei movimenti schematici, destra e sinistra, alto e basso. Inoltre l'occhio sinistro tendeva a convergere verso l'interno. Assenti invece erano i movimenti di rotazione degli occhi;
- nella grafia non manteneva la riga e la sequenza grafica risultava spesso interrotta. Durante l'esecuzione di compiti di scrittura, appariva estremamente teso e spesso bloccava inconsapevolmente la respirazione. Si poteva inoltre notare la presenza di movimenti associati e involontari;
- erano evidenti il disagio e la consapevolezza d'inadeguatezza; pertanto emergevano enormi difficoltà sul piano emotivo e comportamentale.

Progetto di terapia

Per circa un anno è stata svolta una terapia intensa e continuativa con ritmo regolare e con la piena collaborazione e soddisfazione di Andrea. Gli esercizi hanno non solo migliorato la sua coordinazione generale, ma soprattutto le sue capacità di autocontrollo, di accettazione del sé, dei suoi limiti, ma anche delle possibiltà di migliorarsi. È completamente cambiato il suo comportamento sul piano dell'attenzione, sia come durata in compiti anche complessi, sia quindi come capacità di attenzione divisa o simultanea. Gli esercizi e le attività proposte hanno riguardato:

Oculomozione
- prolungamento della durata della fissazione;
- movimenti d'inseguimento di oggetti interessanti da sinistra a destra e viceversa, dall'alto in basso e viceversa, prima con il capo bloccato dal terapista poi con il capo controllato autonomamente e con autocomando;
- movimenti schematici o saccadici per raggiungere l'estremità del campo visivo in tutte le direzioni, prima senza e poi con autocomando;
- movimenti rotatori in senso orario e antiorario con autocomando;

- capacità di controllo simultaneo del movimento degli occhi e della respirazione con quesiti cognitivi.

Movimenti coordinati delle mani, delle dita, dei polsi

- lavoro sulla tonicità, sulle tensioni muscolari, sulla fluidità, precisione e sequenzialità dei movimenti delle dita delle mani. Sollecitazione dell'attenzione simultanea;
- esercizi di rilassamento con palline di spugna, mollette e banda elastica: in contemporanea controllo della respirazione;
- esercizi di *pianotages*: battere le dita in successione (sequenzialità ravvicinata) su un piano, prima lentamente e poi velocemente. L'esercizio veniva eseguito con le due mani, prima separatamente e poi in contemporanea;
- *pianotages* con respirazione e domande (proposto solo quando il *pianotages* era fluido e Andrea era in grado di staccare bene le dita), di tipo automatico (ad esempio contare avanti e indietro), cognitivo (ad esempio oggetti di forma rotonda o di colore rosso) e di tipo emotivo (ad esempio chi è la persona a cui vuoi più bene);
- opposizione in sequenza del pollice all'estremità di ciascun altro dito. Esecuzione con le due mani separatamente e poi con le due mani insieme;
- opposizione delle dita con domande di tipo automatico, cognitivo ed emotivo;
- mantenendo la mano e l'avambraccio sul tavolo esecuzione di una rotazione interna e esterna rapida, tenendo il gomito a contatto con il tavolo;
- esercizi di flessione ed estensione delle dita facendo girare una pallina fra pollice e indice in un movimento rotatorio in un senso e poi in un altro;
- sequenze motorie con mani.

Coordinazione motoria, allungamento muscolare, postura

- attività di miniaerobica basata su movimenti in sequenza compiuti a tempo di musica e coordinati con il ritmo respiratorio;
- salti da fermo;
- saltelli in avanti e indietro: il piede che va avanti torna indietro;
- saltelli in senso laterale (dx-sx);
- saltelli crociati:
  salto 1: posizionare una gamba e il braccio opposto avanti e con un salto eseguire lo schema opposto per più volte;
  salto 2: dalla posizione gambe chiuse e braccia aperte lateralmente passare con un salto alla posizione opposta più volte;
  salto 3: in questo schema le gambe si muovono in verticale (avanti e dietro) e simultaneamente le braccia si aprono e chiudono lateralmente. Dopo aver appreso il singolo schema eseguirlo in sequenza;
  salto 4: schema opposto al salto 3. Le gambe si muovono lateralmente e le braccia in senso perpendicolare (un braccio avanti e uno dietro);
  salto misto: viene proposto solo dopo aver appreso i precedenti salti. Consiste nel passare da un salto all'altro (ad esempio dal salto 1 al 2, dal 2 al 4, dal 4 al 3) senza interruzione. È richiesta una buona capacità di controllo;

salto con rotazione: durante l'esecuzione di un salto in sequenza o da fermo se questo risulta difficile bisogna ruotare di 15° (un quarto) o di 30° (mezzora) o di 45° o di 60° (rotazione completa) (*vedi* esercizi Cap. 9).

Quando il movimento era diventato fluido e controllato venivano inserite delle domande durante l'esecuzione dei salti. Si è inoltre lavorato per l'allungamento e il rafforzamento dei muscoli del collo, delle spalle, delle braccia, del bacino, delle gambe, e con esercizi per la postura che venivano accompagnati da una fase inspiratoria seguita da una espiratoria.

Riportiamo degli esempi, alcuni dei quali sono stati presi e personalizzati dallo yoga per bambini:

- *collo*: 1) inspirare profondamente e, trattenendo il fiato, spingere il mento sul petto. Poi alzare la testa buttando fuori l'aria dal naso; 2) inspirare ancora e portare la testa il più indietro possibile, sempre trattenendo il respiro. Ritornare in posizione dritta con il capo, facendo uscire l'aria dal naso; 3) inspirare e piegare la testa a destra, l'orecchio deve quasi toccare la spalla. Trattenere l'aria e farla uscire dal naso riportando il capo dritto; 4) piegare la testa a sinistra respirando come prima;
- *spalle*: rotazione;
- *braccia*: incrocio delle braccia in avanti partendo dalla posizione braccia aperte; rotazione completa di un braccio alla volta e poi insieme con respirazione;
- *la candela*: 1) in posizione supina, con le braccia lungo il corpo, inspirare con il naso e portare le gambe lentamente in alto; 2) da quella posizione esalare tutta l'aria e portare anche il sedere e la schiena in alto, tenendo i gomiti a terra e le mani appoggiate dietro la schiena. Respirare lentamente e mantenere la posizione più dritta possibile;
- *l'altalena*: 1) in posizione seduta, con le gambe divaricate e le braccia in alto, prendere aria con le narici e farla uscire lentamente dal naso piegati in avanti, con le braccia tese; 2) infine afferrare i piedi con le mani.

Attività grafomotoria
- esercizi di *griffonages* a complessità crescente da eseguire su fogli bianchi nelle due direzioni e controllando la respirazione;
- esercitazioni di scrittura a mano e al computer (Fig. 5.5).

Conclusioni
Andrea è stato quindi per noi un caso emblematico, ma ci ha insegnato tanto e ci ha dato modo di riflettere su molte variabili: egli, conscio ormai dell'importanza di quanto stavamo facendo insieme, è diventato sempre più collaborativo e orgoglioso di costituire per noi un esempio per portare avanti tali ricerche, da riproporre in altri casi simili al suo. È stato quindi molto motivato (ha visto i cambiamenti e i risultati) nel con-

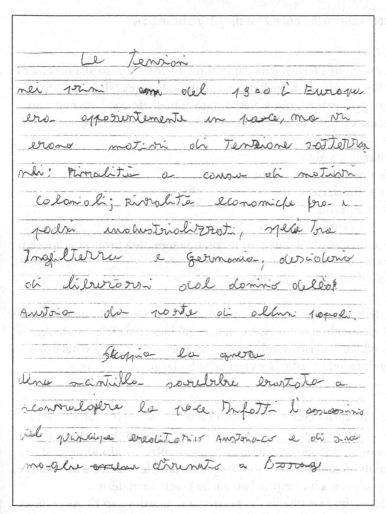

Fig. 5.5. Elaborato scritto a mano di diverse pagine, senza errori di ortografia

tinuare a esercitarsi e anche a cimentarsi in alcune attività sportive che precedentemente aveva rifiutato; il suo rendimento nello studio è ottimo e usa quotidianamente con grande abilità il computer. Legge con cognizione articoli che gli interessano, non però libri, che preferisce ascoltare registrati. Le sue difficoltà in matematica non sussistono più, ma usa per i conteggi la calcolatrice. Ha conseguito buoni voti in particolare in matematica, negli ultimi anni di corso per il diploma di ragioneria, e ha sostenuto con successo gli esami per la patente di guida. Il suo hobby preferito è l'equitazione, alle ultime gare di salto di ostacoli ha conquistato una coppa.

Secondo caso clinico: Federico (6 anni e 7 mesi) - Disgrafia in DSA

Raccolta anamnestica
Federico è un bambino nato a termine da parto eutocico con un peso alla nascita di
2,600 kg; così come la gravidanza, anche il successivo periodo neonatale è risultato nella norma; il bambino per i primi cinque mesi è stato alimentato con latte materno.
Il suo iter evolutivo, correlato all'età, può essere schematizzato nelle seguenti tappe:

- 6-7 mesi circa: stazione seduta;
- 15 mesi circa: deambulazione autonoma;
- lallazione scarsa e non variegata;
- 12 mesi circa: prime parole;
- assenza della fase di esplosione del vocabolario;
- 24 mesi circa: produzione di alcune parole con una modalità propria, comprensibili solo alla madre;
- otiti tra il primo e il secondo anno di vita.

Federico ha due fratelli: il maggiore, che frequenta la classe IV, è stato diagnosticato dislessico dalla I elementare; dopo essere stato segnalato come tale è stato seguito con terapia logopedica. Federico sembra conoscere bene il significato del problema del fratello maggiore, infatti riferisce che anche lui legge lentamente.

Storia del disturbo
Il primo contatto del terapista con le insegnanti della scuola del bambino, più precisamente una scuola montessoriana, avviene nel mese di febbraio, quando l'insegnante segnala il caso al logopedista che già segue un altro bambino nella stessa scuola per problemi di linguaggio. Federico frequenta la I elementare e ha 6 anni e 7 mesi; in quella stessa scuola ha frequentato anche la scuola materna.
È un bambino assai vivace e ama molto le attività in giardino. In classe colpisce molto la confusione che regna sul suo banco, e se prende qualcosa dalla sua cartella tutto gli cade per terra. Il suo linguaggio al momento della segnalazione non sembra mostrare ormai particolari difficoltà; inoltre possiede buone capacità logico-matematiche.
Il problema, visto dall'ottica della maestra, riguarda principalmente l'apprendimento del processo di scrittura, nella sua componente esecutivo-motoria, in particolare in corsivo. L'insegnante riferisce che gli esercizi essenzialmente basati sulla copiatura e finalizzati all'apprendimento dell'abilità grafica in corsivo, che sono stati iniziati già in scuola materna e ripresi all'inizio dell'anno scolastico in I elementare, non hanno portato a un'evoluzione del processo relativo all'abilità grafico-esecutiva, ma piuttosto a un suo peggioramento.
Le difficoltà che Federico presenta comportano quindi numerosi e importanti disagi in ambito scolastico: è infatti l'unico bambino che, a differenza dei suoi com-

pagni di classe, ancora non riesce a scrivere; ciò è fonte di numerosi insuccessi, con conseguente accumulo di frustrazione da parte del bambino, il quale sempre più spesso si rifiuta di eseguire compiti che richiedano attività di scrittura. Ciò è anche fonte di disperazione da parte dell'insegnante che, per la prima volta, si ritiene impotente di fronte alle difficoltà manifestate da Federico e, inoltre, non è a conoscenza di nessun tipo di soluzione o particolare impostazione metodologica che possa servire per superare questo problema. Per di più è doveroso ricordare che la metodologia prevista dalle scuole Montessori, rispetto alla scrittura, è volta ad una rigorosa impostazione dell'uso del carattere corsivo. È ovvio che questo aspetto interferisce ancor più pesantemente sulle difficoltà manifestate dal bambino, contribuendo a inasprire in prima istanza i suoi stati d'animo e in un secondo momento anche quelli dell'insegnante.

Da notare che, nonostante nella raccolta delle notizie anamnestiche risulti un disturbo del linguaggio (DSL), il bambino non ha mai fatto terapia; il disturbo, probabilmente un deficit di programmazione fonologica, si è risolto spontaneamente, salvo alcune lievi difficoltà di espressione, riscontrate ancora all'età della segnalazione in prima elementare.

L'osservazione si è svolta prima in classe (e in giardino) durante lo svolgimento delle attività scolastiche, prendendo in considerazione anche l'organizzazione del lavoro individuale e di gruppo; si è tenuto conto delle sue capacità (molto carenti) a tenere in ordine e sistemare in cartella il materiale scolastico (quaderni, libri astuccio) e inoltre di particolare interesse è stata l'osservazione della postura durante l'esecuzione di compiti del livello di attenzione prestato nelle varie attività. In seguito si è giunti a una valutazione più specifica in ambito clinico utilizzando una metodologia su base neuropsicologica e il protocollo per la disprassia APCM.

Vogliamo mostrare alcuni esempi di scrittura e disegno tratti dal suo quaderno al momento della segnalazione. (Fig. 5.6 a-d).

Usando gli indici riportati dalla scala di valutazione (BHK) di scrittura di Hamstra-Bletz, abbiamo trovato rappresentate tutte le caratteristiche evidenziate dagli autori:

- una scrittura troppo larga;
- lettere o parole mal allineate;
- spazio insufficiente tra parole;
- irregolarità e collisioni tra due lettere successive a causa della ridotta distanza: i due grafemi risultano così tangenti o sovrapposti;
- misura incoerente delle lettere relativamente all'altezza;
- forme ambigue delle lettere da un punto di vista morfologico;
- correzioni di forma di lettere con un ripasso della traccia grafica, non per correzioni ortografiche, ma per modificarne o migliorarne la forma;
- traccia grafica instabile: dimensioni, forma, caratteristiche spaziali della traccia grafica variano significativamente durante il processo di scrittura.

Inoltre abbiamo osservato:

- rigidità e dolore alla mano nel corso dell'attività grafica;
- contrazione muscolare a livello della spalla, dell'avambraccio e delle dita;
- bisogno di fermarsi e interrompere l'attività di scrittura per scuotere il polso;
- assenza dei movimenti di iscrizione e progressione (flessione/estensione delle dita, rotazione del polso);
- presenza di movimenti associati.

Valutazione neuropsicologica

La valutazione neuropsicologica di Federico è stata impostata secondo un'analisi volta a indagare l'area cognitiva, l'area linguistica e della metafonologia e l'area re-

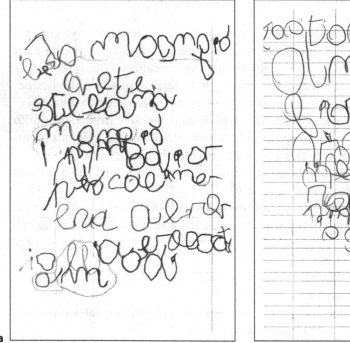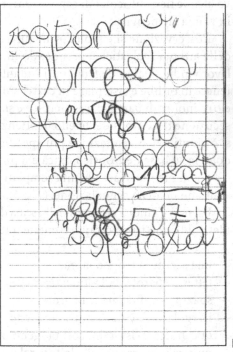

a

b

Fig. 5.6 a-d. Esempi di scritture (a, b) e di disegni (c, d) di Federico prima dell'intervento

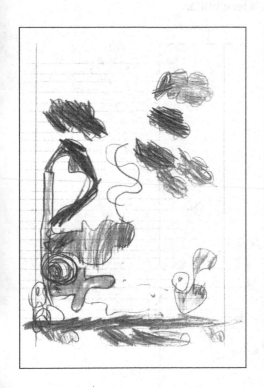
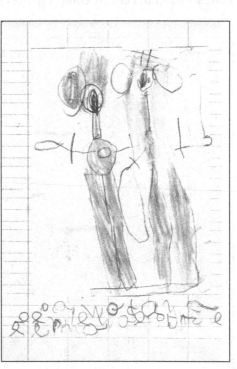

Area apprendimenti
(Prove Martini - MT I elem)

Lettura. Nella lettura non era ancora stabile la corrispondenza segno-suono per alcuni grafemi. La lettura di parole bisillabe e trisillabe risultava lenta e sillabata con difficoltà nella fusione e accesso al lessico. Interrotta la lettura del brano di I elementare poco dopo l'inizio, per difficoltà a portare a termine il compito. La comprensione (6/14) è stata influenzata negativamente dalla decodifica lenta.

Scrittura. La scrittura con funzione linguistica presentava omissioni, sostituzione di grafemi sia di tipo fonologico che non fonologico e aggiunta di lettere. Inoltre non conoscenza dei digrammi. Riportiamo un esempio di scrittura su dettato di parole tratte dal protocollo del Martini (Fig. 5.7).

Riguardo ai parametri esecutivi, come già detto, era evidente la presenza di una marcata disgrafia che ne comprometteva la leggibilità.

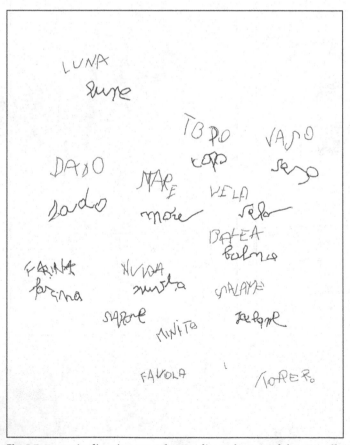

Fig. 5.7. Esempio di scrittura su dettato di parole tratte dal protocollo Martini

Prova VMI
Nella prova di integrazione visuomotoria (copia di disegni) non era adeguato per l'età.

Metafonologia
Difficoltà nei compiti di analisi e sintesi, soprattutto nella delezione sillabica e fonemica. Da una prima analisi risultava quindi un quadro misto dove coesistevano difficoltà residue di linguaggio in espressione che si ripercuotevano nella scrittura e marcate difficoltà di esecuzione delle abilità grafomotorie.

Valutazione con il protocollo APCM

Dai risultati ottenuti si evinceva innanzitutto una generale compromissione nelle funzioni di base; inoltre si riscontravano marcate difficoltà negli schemi di movimento, con una conseguente e ovvia ripercussione sulle funzioni adattive. Più in particolare si evidenziava:

Funzioni di base
- *respirazione*: scarso controllo della respirazione mentre il bambino esegue compiti di tipo motorio; spesso interruzione del normale ritmo di respirazione;
- *postura*: scarso controllo anche dell'atteggiamento posturale e dei movimenti fini, soprattutto mentre esegue attività di grafia, *griffonages* o disegni.

Schemi di movimento
- *equilibrio e coordinazione motoria*: il bambino risulta essere poco coordinato e impreciso nei cambi di posizione, alternando la posizione di gambe e braccia (schemi crociati). Controllo dissociato;
- *oculomozione*: anche se lo sguardo è mobile, si osservano difficoltà nei movimenti saccadici; l'inseguimento è messo in atto in modo poco fluido - a scatti - e non lineare; nei movimenti schematici non copre tutto il campo visivo;
- *dita delle mani*: il bambino è poco fluido e impreciso nei movimenti fini delle dita, soprattutto in compiti di opposizione in sequenza e *pianotages*;
- *rotazione del polso*: movimenti rotatori poco fluidi e impacciati.

Funzioni adattive
Anche nei diversi compiti previsti dal protocollo rispetto ad alcune funzioni adattive, il bambino presenta marcate difficoltà:

- *abilità grafomotorie*: si osservano, come già detto, difficoltà marcate nella grafia; anche nell'esecuzione dei *griffonages* (sequenzialità ravvicinata), si nota un tracciato incerto, non omogeneo e a tratti interrotto. Il bambino fa fatica a rispettare la linea e l'occupazione dello spazio nel foglio (Fig. 5.8);
- *disegno su copia*: la copia di figure geometriche è inferiore a quanto previsto rispetto alla sua età;
- *prassie costruttive*: nei compiti miranti ad analizzare l'aspetto prassico-costrut-

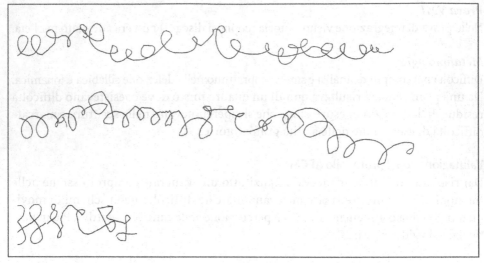

Fig. 5.8. Completamento di *griffonages*

tivo tende inoltre a non rispettare i rapporti spaziali e a non orientare correttamente alcuni dei modelli proposti. Anche in questa tipologia di prove si evidenzia una marcata difficoltà di analisi-sintesi;
- *prassie dell'abbigliamento*: Federico risulta essere evidentemente impacciato nelle prove relative alle prassie d'abbigliamento; le difficoltà più evidenti si riscontrano nei compiti che richiedono al bambino di allacciarsi le scarpe oppure abbottonarsi.

Progetto d'intervento

La metodologia d'intervento ha tenuto in conto sia del reale livello di apprendimento
raggiunto, sia del potenziale di sviluppo nelle diverse aree indagate e nei diversi compiti proposti.

Il terapista che si assume l'incarico del trattamento del bambino disgrafico e con
disturbi specifici di apprendimento deve infatti considerare gli effetti negativi conseguenti agli insuccessi in ambito scolastico; il primo obbiettivo da raggiungere sarà quello di recuperare il desiderio di "fare", di disegnare e scrivere, persino decidere di prendere una matita in mano. Va da subito ridotta la tensione che si manifesta
ogniqualvolta al bambino viene presentata l'occasione di utilizzare carta e matita; in
altre parole, si deve puntare al raggiungimento del massimo dell'efficienza, intesa
non come sinonimo di perfezione, bensì come un progressivo miglioramento delle
abilità secondo le caratteristiche e le capacità residue del bambino, con un minimo
dispendio di energie. È importante, inoltre, valutare altri fattori che indirettamente
interferiscono con l'aspetto riabilitativo, quali ad esempio il contesto in cui si trova
il bambino e le figure familiari che interagiscono con lui: la mediazione del terapista deve essere supportata dall'insegnante, dai genitori e più in generale dalla famiglia stessa.

Nella programmazione dell'intervento sul bambino finalizzato al recupero della disgrafia il lavoro è stato impostato inizialmente sulle funzioni di base e sugli schemi di movimento (obbiettivi a breve termine) come parte propedeutica, e in seguito si è focalizzata l'attenzione sugli aspetti più specifici della funzione adattiva compromessa (in questo caso la disgrafia) che richiede il controllo simultaneo di più variabili. Si è lavorato contemporaneamente su ambiti diversi dalla scrittura, ma implicanti capacità manuali, funzioni visivo-oculomotorie e di coordinazione motoria generale, in termini di funzioni adattive, in quanto riteniamo che questo contribuisca al potenziamento anche delle abilità prassiche grafomotorie; è comunque importante sottolineare la necessità di lavorare in contemporanea sia per il potenziamento delle funzioni a una a una, sia per la loro integrazione nelle funzioni adattive. Spesso è proprio il potenziamento della funzione adattiva che trascina il potenziamento della funzione di base. Ad esempio, rispetto alle difficoltà implicite nel *griffonage* della rotazione del polso, devono essere programmati sia l'esercizio ripetuto e continuato dei *griffonages* e dei movimenti di flessione e estensione delle dita (schemi di movimento), ma anche attività pratiche di vita quotidiana, come ad esempio ruotare il polso nel mescolare la crema per una torta (funzione adattiva).

L'intervento riabilitativo è stato impostato sia in gruppo (svolto a scuola con due compagni di classe) sia individualmente. La scelta d'inserire Federico con dei coetanei ha facilitato coinvolgimento e motivazione al compito e consentito una collaborazione della maestra.

Riportiamo di seguito gli obbiettivi schematizzati, oggetto dell'intervento (Tabelle 5.1-5.3). Bisogna comunque sempre considerare il livello di motivazione al compito e gli aspetti relativi ai processi di controllo.

Rispetto alle attività grafiche è stato impostato inizialmente il carattere maiuscolo perché più facile a livello esecutivo in quanto non implica una sequenzialità ravvicinata, così da consentire al bambino un sistema più facile e leggibile, anche se meno economico, per avviarlo successivamente, con un lavoro specifico, al corsivo. Contemporaneamente si è potenziato il lavoro al computer.

Tabella 5.1. Piano di terapia per le funzioni di base

OBBIETTIVI IMMEDIATI E A BREVE E MEDIO TERMINE	PROPOSTE
Rilassamento	
Migliorare il tono muscolare →	Psicomotricità per bambini
Ridurre il carico di tensione muscolare →	Esercizi di contrazione vs decontrazione
Migliorare la consapevolezza propriocettiva →	Lavoro sulla consapevolezza del proprio corpo e sulla capacità di percepire sensazioni relative a esso
Respirazione	
Migliorare la consapevolezza dell'atto respiratorio →	Attività ed esercizi tipo yoga; movimenti associati alla respirazione
Migliorare l'alternanza naso/bocca →	Giochi di respirazione per sperimentare le diverse possibilità di passaggio dell'aria dalla bocca o dal naso
Migliorare la respirazione diaframmatica →	Giochi e drammatizzazione, esercizi di controllo del flusso d'aria dalla bocca
Postura	
Migliorare la conoscenza/consapevolezza del proprio corpo →	Attività di psicomotricità
Eliminare atteggiamenti scorretti ed eventuali meccanismi di compenso se si sono ripristinate funzioni prima deficitarie. Ad esempio, l'inclinazione del capo conseguenza di difficoltà di sguardo →	Esercizi di yoga per bambini

Tabella 5.2. Piano di terapia per gli schemi di movimento

OBBIETTIVI IMMEDIATI E A BREVE E MEDIO TERMINE	PROPOSTE
Equilibrio e coordinazione motoria	
Migliorare il controllo del corpo in compiti di equilibrio statico e dinamico e in schemi crociati	• Mantenere varie posizioni a occhi aperti e chiusi • Camminare e fare saltelli (vari) su percorsi di vario genere • Giochi di movimento • Oscillazioni con movimenti punta-tallone • Giochi con la palla • Schemi crociati (gambe/braccia/mani)
Movimenti oculari	
• Migliorare la capacità nei movimenti saccadici • Inseguimento • Scanning visivo	• Osservazione e riconoscimento di figure semplici e complesse distribuite sul tavolo (abituare il bambino a non compensare con il capo, ma muovendo gli occhi durante la ricerca) • Ricerca di particolari in svariate figure a graduale complessità in diverse posizioni sul foglio senza muovere il capo • sercizi di lettura o riconoscimento di lettere (grafemi) random • Giochi di inseguimento visivo al computer e proiezione di diapositive sulla parete, con stimoli visivi proiettati in diversi punti dello spazio e con durata di esposizione diversa
Organizzazione spaziale	
Potenziare la conoscenza e rappresentazione dello spazio	• Esercizi ricavati dal metodo Feuerstein • Esercizi motori nello spazio
Sequenzialità	
Strutturare la capacità sequenziale nei diversi ambiti (uditivo, motorio e gestuale, visivo)	• Riproduzione di ritmi sonori • Salti con movimenti dissociati (crociati) eseguiti alternando gambe e braccia • Riproduzione di sequenze con vari materiali • Filastrocche popolari accompagnate da gesti non rappresentativi e/o simbolici • Giochi di sequenza con le dita, con il palmo delle mani (pronazione, supinazione) associate a sillabe (ritmo) • Mini-aerobica: sequenza motoria con musica • Grafismo fonetico: seguire con le dita sequenze visive di svariati tracciati • Giochi al computer

Tabella 5.3. Piano di terapia per le funzioni adattive

OBBIETTIVI IMMEDIATI E A BREVE E MEDIO TERMINE	PROPOSTE
Ambito prassico-costruttivo • Migliorare l'abilità di organizzazione-pianificazione-esecuzione di compiti spaziali e prassico-costruttivi ⟶	Giochi di costruzione con copia di modelli prestabiliti in forma bi- e tridimensionale
• Avvio al concetto di tridimensionalità ⟶	Puzzles di figure geometriche ritagliate in vari pezzi o di figure rappresentanti oggetti conosciuti
Attività manuali • Migliorare l'uso separato delle dita • Potenziare l'uso delle due mani in contemporanea ⟶	Attività della vita quotidiana: ad esempio, svitare una lampadina, separare in diversi barattoli tipi di pasta e pastina di diverse grandezze
Gestualità • Esecuzione di gesti a comando e per imitazione: gesti simbolici e gesti non rappresentativi • Uso della pantomima	
Abilità grafomotoria	• Capacità di mantenere correttamente in mano la matita nei compiti di *griffonages* e scarabocchi • Esercizi di rotazione dei polsi proposti in forma ludica e in canzoncine • Esercizi di sequenzialità delle dita • Tecniche pittografiche • Percorsi grafici vari: rettilinei, a linee spezzate, misti
• Migliorare l'abilità di espressione grafica: uso del carattere stampato maiuscolo • Migliorare la qualità del disegno ⟶	• Ripassi di linee varie con e senza riferimento • Riproduzione su copia e non di *griffonages* semplici e complessi (fare esempi) greche, linee spezzate • Esercizi strutturati per stimolare i movimenti specifici per ciascuna famiglia di lettere • Copia di forme geometriche • Copia di grafemi singoli • Riproduzione di figure schematiche • Riproduzioni da modello di figure unendo dei punti (fare esempio)

Presentiamo alcuni esempi di scrittura in stampato maiuscolo nella fase intermedia del progetto riabilitativo (Figg. 5.9 a,b).

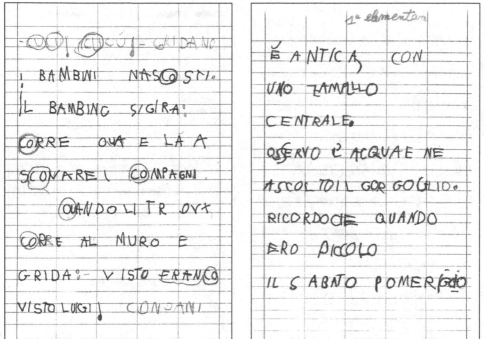

Fig. 5.9 a, b. Esempi di scrittura in stampato maiuscolo (fase intermedia dell'intervento)

Seconda fase dell'intervento
Gli obbiettivi di questa seconda fase dell'intervento erano mirati in particolare a un
controllo simultaneo e sequenziale del movimento esplicitato attraverso l'attenzione a più canali, mediata dai processi di controllo, sì da permettere lo svolgimento e
l'esecuzione sciolta e fluente della funzione adattiva della scrittura.
        Sono quindi stati:

Potenziamento dell'attenzione simultanea
Vedi esempi nel capitolo 9.

Avviamento al corsivo
Proposte
- Impostare i grafemi e la scrittura in corsivo;
- *griffonages* di complessità crescente su fogli di vario formato;
- impostazioni dei grafemi in corsivo suddividendoli per famiglie (lettere che hanno la stessa direzionalità).

Riportiamo alcuni esempi di scrittura in corsivo della fase intermedia e finale (Figg. 5.10 a, b).

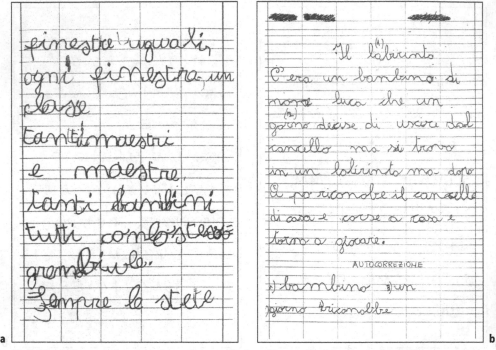

a   b

Fig. 5.10 a, b. Esempi di scrittura in corsivo nella fase intermedia (a) e finale (b) dell'intervento

Oltre all'intervento sulle abilità motorie, cognitive e metacognitive, nello stesso tempo sono state potenziate anche le abilità linguistiche, sia rispetto alle competenze fonologiche che alle funzioni discorsivo-narrative; si è anche tenuto conto dell'ambito della metafonologia. Il disturbo disortografico è stato risolto in breve tempo; più laborioso è stato invece l'intervento per velocizzare la lettura e soprattutto per gli aspetti esecutivi grafomotori. Importante ricordare la contemporanea utilizzazione del computer sin dall'inizio del progetto di terapia.

Abbiamo riportato alcune proposte di terapia a titolo esemplificativo, rispetto ai diversi ambiti considerati; alcuni esercizi sono già stati descritti in precedenti pubblicazioni (Sabbadini L. e Sabbadini G., 1996; Sabbadini e De Cagno, 2004), altri giochi ed esercizi, suddivisi in aree specifiche, saranno riportate nel capitolo dedicato a proposte di giochi ed esercizi di terapia.

Capitolo 6
Disprassia verbale congenita

Tale forma di disprassia in età evolutiva è stata ancora poco definita, al contrario di quanto si è verificato rispetto al problema delle afasie negli adulti e al riconoscimento di diverse tipologie e correlazioni esistenti nell'aprassia acquisita tra deficit motori e disturbi del linguaggio.

È infatti considerata una forma molto peculiare di disprassia (Sabbadini G. et al., 1995) in cui il dubbio è finora stato se andasse inclusa più specificatamente tra i disturbi del linguaggio o nell'ambito delle disprassie.

Per cercare di eliminare alcune incongruenze e ambiguità riteniamo ci si debba porre alcune domande:

- le difficoltà prassiche di questi bambini sono limitate al linguaggio o si manifestano anche in funzioni prassiche non verbali?
- le difficoltà prassiche sono circoscritte alle prove verbali o rappresentano un disordine della sequenzialità più generalizzato?
- quanto un'inadeguata capacità di percezione incide sul disturbo di articolazione?
- quanto inoltre il deficit sul piano espressivo-verbale correla con difficoltà gestuali?

Rassegna bibliografica

La disprassia verbale è stata soprattutto descritta da alcuni clinici come un disturbo dell'apprendimento sequenziale del linguaggio espressivo.

Schuell (1966), in alcuni lavori ormai storici, ha riscontrato molte analogie tra i disturbi del linguaggio in età evolutiva e quelli degli adulti afasici: la sua ricerca rileva che i pattern di deficit presenti negli adulti, in particolare quelli relativi a disordini percettivi, hanno alcune correlazioni con quelli dei bambini. Ha dunque ipotizzato l'esistenza di una sindrome clinica nei bambini analoga all'afasia senso-motoria descritta negli adulti, consistente in un disturbo articolatorio e uditivo, che interessa suoni e fonemi che hanno lo stesso punto di articolazione o simile pattern acustico. Questi bambini hanno bisogno di ricevere messaggi corti e lenti. Hanno la tendenza a esprimersi a gesti e spesso sono piuttosto amimici. Appaiono a volte inebetiti e con lo sguardo perso nel vuoto; inoltre presentano un vistoso deficit dell'attenzione.

Edwards (1973), discutendo e riassumendo una vasta letteratura, descrisse la disprassia verbale congenita come un disturbo delle abilità a eseguire specifici movimenti con gli organi articolatori ai fini dell'espressione verbale; questa definizione è limitata agli aspetti motori del disturbo.

Tuttavia le osservazioni cliniche, secondo la Edwards, permetterebbero d'interpretare il disordine espressivo in termini di disturbo senso-motorio, ovvero come un disordine dell'input propriocettivo; il risultato è un fallimento nella programmazione e nell'esecuzione dei movimenti necessari per il linguaggio espressivo.

Lurija (1966, 1970, 1972) aveva già descritto dettagliatamente la teoria relativa al ruolo dell'analizzatore motorio all'interno del sistema nervoso centrale, intesa come capacità deputata all'analisi e alla sintesi degli impulsi propriocettivi e cinestesici. L'analizzatore motorio è visto tanto come un meccanismo regolatore che controlla gli impulsi afferenti, quanto come un mezzo di controllo sulle trasmissioni efferenti. Affrontando quindi i disturbi del linguaggio negli adulti, descrive una forma di afasia motoria in cui il disturbo non riguarda un'incapacità di trovare la parola giusta, ma la difficoltà di trasferire una parola agli organi articolatori per esprimerla: oppure è conservata la capacità di trasferirla, ma gli organi articolatori non la esprimono rispetto alla giusta sequenza e al giusto ritmo melodico. Ne risultano errori di trasposizione e di posposizione e conglutinamenti di sillabe, oppure parole mozze o mancanti della sillaba iniziale o finale, o addirittura incapacità di dare inizio e di articolare del tutto la parola.

Questa forma di afasia motoria dovrebbe essere classificata rispetto al disturbo di sequenzialità e la terapia del linguaggio riguarderebbe in questi casi soprattutto l'addestramento a esprimere sequenze ritmiche melodiche. Lurija propone così di definirla *afasia cinetica* o afferente per sottolineare l'incapacità di compiere con gli organi vocali quella serie di atti motori consecutivi, necessari per esprimere una parola. Non si tratta di un'afasia nel senso vero del termine, poiché il disturbo semantico è secondario e non primitivo.

Lurija descrive inoltre una forma di afasia motoria simile a questa, anch'essa vista come un'incapacità di esprimere sequenze ritmiche melodiche, ovvero l'*afasia afferente* o *cinestesica* (la cinestesi o sensibilità al movimento è una forma di propriocettività). In questo caso il disturbo della sequenzialità è imputabile a un'incapacità di "sentire" il movimento degli organi vocali e quindi di collegare il suono emesso con il movimento articolatorio corrispondente: si tratta di un deficit del *feed-back* (cioè del collegamento, dell'associazione, della verifica, del controllo uditivo-cinestesico). Il paziente può riuscire a pronunciare qualche suono o sillaba soltanto se utilizza esclusivamente la sensibilità superficiale per sostituire o compensare il deficit cinestesico (per esempio toccarsi il labbro con le dita).

Edwards (1973) considera che la descrizione di tale condizione sia pertinente anche per l'età evolutiva, sebbene vi siano notevoli differenze tra la mancata acquisizione del linguaggio e la "dissoluzione" del linguaggio.

Denckla (1973) riprende le ipotesi degli autori prima riportati, che considerano l'aprassia verbale congenita soprattutto come un deficit riguardante l'apprendimento sequenziale associato a un problema di *feed-back* anticipatorio sensomotorio o uditivo-fonemico, che interferisce con la selezione e la produzione dei fonemi dell'espressione seriale. Enfatizza quindi principalmente questo secondo aspetto, ossia il deficit del *feed-back* audio-cinestesico nei bambini con gravi disturbi di articolazione. Il bambino può in questi casi comprendere adeguatamente una frase pronunciata ovvero avere una percezione adeguata per la comprensione linguistica pragmatica-semantica, ma non sufficiente per l'elaborazione dell'input fonemico e per la riproduzione fonemica.

Anche Bernstein (1973) suggeriscono la possibilità che a livello patogenetico vi sia un'inefficiente strategia per la codifica e il processamento degli input.

Nella casistica riportata da Sabbadini G. et al. (1978) vediamo che, contemporaneamente all'incapacità di realizzare sequenze di movimenti articolatori indispensabili nella coarticolazione per la produzione di suoni e di parole, in più del 50% dei casi è rilevabile un deficit del *feed-back* acustico, cioè della verifica percettiva uditivo-fonemica nel corso della produzione dei suoni. La mancata associazione audio-cinestesica implica l'assenza della verifica delle sequenze dei suoni. Tale deficit complica quello dell'organizzazione motoria seriale dell'articolazione dei suoni, ovvero diventa un fattore determinante; i deficit sequenziali sia percettivo-uditivo che motorio diventano in realtà due aspetti dello stesso problema. Dunque, la disprassia verbale risulta un disordine del linguaggio, soprattutto motorio, ma dalle molteplici caratteristiche; dovrebbe essere diagnosticata solo nei casi in cui è evidente una difficoltà a livello fonologico, ma anche un deficit della programmazione fonetica e motoria.

Per questi casi si può ipotizzare che il deficit audio-cinestesico, caratteristico della disprassia verbale, non dipenda dalla funzione cinestesica o percettivo-uditiva separatamente, ma sia determinato dal fatto che le esperienze uditive e cinestesiche non sono collegate per un fallimento a livello dei processi associativi (Sabbadini G. e Sabbadini L., 1998).

Nella disprassia verbale è soprattutto interessata la capacità di espressione verbale ed è conservata la capacità di riconoscere parole e comprendere il linguaggio. Tuttavia in un'alta percentuale di casi è anche evidente un disturbo della comprensione del linguaggio in senso stretto, ovvero decontestualizzato, soprattutto negli aspetti formali (ambito non solo fonologico, ma anche morfologico e sintattico).

Aram e Horwitz (1983) hanno condotto uno studio circa l'organizzazione delle attività prassiche nei bambini con disprassia verbale. I risultati di questo studio suggeriscono che le difficoltà sequenziali del bambino con disprassia verbale si verificano essenzialmente nelle prove verbali, ma anche quando viene presentato uno stimolo verbale e non è richiesta una risposta verbale: ad esempio nell'organizzazione di una storia in sequenza figurata, dove non è previsto il racconto orale, il bambino disprattico presenta delle difficoltà sul piano dell'organizzazione temporo-spaziale (pensiero verbale). Il deficit sequenziale sembrerebbe quindi investire non solo la programmazione della sequenza dei movimenti per la produzione del linguaggio, ma l'idea stessa di sequenzialità (livello metacognitivo).

Nella disprassia verbale in età evolutiva dobbiamo quindi considerare: impoverimento del processo percettivo-sensoriale, uditivo-fonemico, deficit di elaborazione degli input propriocettivi, difficoltà nel programmare ed eseguire i movimenti necessari per l'espressione orale (coarticolazione), deficit dell'organizzazione seriale e del pensiero verbale.

In alcuni casi, oltre a un deficit di espressione delle sequenze ritmiche melodiche, il deficit interessa distrettualmente la muscolatura della lingua, delle labbra e del velo: il bambino è incapace di compiere movimenti della lingua, che rimane incollata dentro la bocca, mostra un deficit del muscolo orbicolare delle labbra, che rimangono semiaperte con continuo scolo di saliva; non parla e non emette suoni a comando.

Talvolta è possibile dimostrare che il velo non si contrae in sincronia con la contrazione dei muscoli respiratori ai fini del linguaggio e si contrae invece nel movimento automatico della deglutizione. Potrebbe quindi trattarsi di un altro esempio di incoordinazione pneumo-fono-articolatoria ai fini del linguaggio, ovvero di una particolare forma di disprassia labio-glosso-velare-distrettuale (Sabbadini G. e Sabbadini L., 1995).

È degno di nota che dall'anamnesi di questi bambini risulti assenza della lallazione e di qualsiasi modulazione dei suoni. I sintomi consistono soprattutto in: rinofonia, con fuoriuscita dell'aria dal naso nel tentativo di parlare o di spegnere una candelina; assenza delle labiali e di tutte le esplosive; scolo di saliva; bocca aperta o semichiusa; difficoltà a muovere la lingua a comando.

In tutti i casi esaminati la capacità espressivo-verbale è assente; i primi suoni che compaiono sono quelli vocalici, nasalizzati, mentre la produzione di suoni consonantici è tutta da costruire con trattamento logopedico specifico. In particolare questi bambini sembrano comprendere il linguaggio parlato, ma in realtà la loro comprensione è contestuale e c'è un marcato deficit di comprensione linguistica.

Secondo Grunwell (1990), nel processo di produzione dei suoni del linguaggio sono identificabili almeno tre livelli, ognuno dei quali può risultare alterato isolatamente o in associazione con uno o più degli altri livelli:

- livello di esecuzione o di realizzazione dei movimenti articolatori (livello senso-motorio);
- livello di organizzazione e pianificazione del programma articolatorio (livello prassico);
- livello delle conoscenze fonologiche e loro organizzazione (livello di rappresentazione dei suoni della lingua).

Ci sembra di poter affermare che nella disprassia verbale in età evolutiva tutti e tre questi ambiti siano deficitari; da qui deriva la complessità di affrontare il problema in termini riabilitativi.

Rapin (1982) inserisce nella sua classificazione dei DSL la disprassia verbale, definendola come "sindrome da deficit per la programmazione fonologica con errori fonemici erratici", quindi come difficoltà grave di espressione e articolazione, enfatizzando il ruolo che il sistema linguistico svolge nell'organizzazione fonologica. Inoltre sottolinea il collegamento fra la più generale capacità di programmazione dell'atto motorio e la competenza di programmazione fonologica.

È interessante sottolineare che, rispetto a recenti lavori sui DSL (Hill, Bishop et al., 1998), viene riconosciuta e definita nella casistica alcuni DSL (SLI in inglese) riguardanti la coordinazione motoria e visuo-percettivi paragonabili a quelli della disprassia generalizzata. In questo lavoro il gruppo di SLI viene distinto in due sottogruppi: SLI puri e SLI con segni associati di disprassia, confrontati con un gruppo di bambini con disordine della coordinazione motoria (CDC), senza disturbi del linguaggio espressivo. In particolare è stata valutata nei tre gruppi la competenza nell'esecuzione di gesti per imitazione e a comando.

Rispetto alla capacità di eseguire movimenti in sequenza con gli arti superiori e agli aspetti legati alla gestualità, sempre più si fa strada e viene confermata l'ipotesi di un comune meccanismo sottostante le abilità di esecuzione di movimenti degli arti, delle mani, delle dita e dell'articolazione. Già in un precedente lavoro (Powell e Bishop, 1992), veniva messa in discussione la diagnosi per esclusione dei DSL, sottolineando la presenza, in questi bambini, di problemi in ambito percettivo e di coordinazione motoria, oltre che visuo-spaziali e prassico-costruttivi.

Bambini con evidenti difficoltà dell'espressione verbale rispetto alla coarticolazione presentano spesso altri segni di disprassia. Nello studio da noi condotto su 105 casi di disprassia evolutiva (Sabbadini G. et al., 1993) risulta che la disprassia verbale congenita è associata a diversi altri segni di disprassia, soprattutto alla disprassia orale nel 58% dei casi, alla disprassia degli arti nel 40% dei casi, alla disprassia d'abbigliamento nel 34% dei casi, alla disprassia della scrittura nel 37% dei casi e alla disprassia di sguardo; in particolare quindi sono presenti difficoltà in sequenze di movimenti in cui è implicita la capacità di programmazione e di coordinazione motoria fine.

Rispetto ai cosiddetti disordini dello sviluppo potrebbe dunque valer la pena essere meno selettivi (anche se spesso le classificazioni per esclusione sono utili per la ricerca) e imparare a valutare più ambiti dello sviluppo, nella convinzione che nella clinica troviamo comorbidità tra disturbi del linguaggio, disturbi di apprendimento, disturbi della coordinazione motoria e disprassia, intesa come difficoltà percettivo-motoria ovvero gnosico-prassica.

Caso clinico*

Sabbadini L., Michelazzo L.

Il caso di Simona (3 anni) - Disprassia verbale, labio-glosso-velare

Il caso che presentiamo è stato oggetto di approfondite valutazioni e conseguenti discussioni, in quanto è sicuramente un caso di grave disturbo del linguaggio espressivo, quindi implicante anche marcato deficit di comunicazione, con associata disprassia su diversi ambiti dello sviluppo.

È stato quindi problematico impostare un progetto di terapia dovendo considerare le molteplici difficoltà, e soprattutto scegliere quali ambiti privilegiare. Si è inoltre dovuto decidere quale approccio adottare che risultasse il più adeguato per entrare in relazione con la bambina e aiutarla a superare non solo i deficit specifici, ma soprattutto la frustrazione nel non riuscire a realizzare quanto le veniva proposto o quanto spontaneamente voleva tentare di fare o dire. La tensione emotiva e il carico di frustrazione raggiunto rispetto alla assoluta incapacità di comunicare spesso le impedivano di provare a mettersi in gioco, perché prevedeva di non esserne capace e rifiutava di tentare, provando vergogna per non saper fare. Questo problema è infatti presente in molti dei bambini in terapia che presentano bassa tolleranza alla frustrazione e all'insuccesso.

L'approccio seguito è stato via via modificato nel corso del trattamento, ponendo molta attenzione da subito all'aspetto emotivo-relazionale e alla comunicazione, cercando poi anche di lavorare sulla tensione emotiva tramite tecniche di rilassamento. Importante è stata l'acquisizione di minime regole da seguire per provare a portare a termine una qualsiasi attività, anche rispetto al contenimento e potenziamento dell'attenzione.

Raccolta anamnestica

Simona è figlia primogenita, nata da parto cesareo alla 36a settimana; è stata riferita sofferenza perinatale alla 20a settimana. Alla nascita non vengono riferiti gravi problemi: le condizioni sono discrete, il peso era di 1,500 kg ed è stata posta in incubatrice e sottoposta a trasfusione di piastrine ed emazie concentrate a causa di una diffusa presenza di macchie per tutto il corpo; nelle ore successive la bambina ha presentato un progressivo miglioramento, ma in quarta giornata ha avuto bisogno di un'altra trasfusione di piastrine. I controlli ematologici hanno evidenziato un quadro di progressiva anemizzazione, poi risolta. Viene dimessa a un mese e mezzo in condizioni generali buone, si alimenta adeguatamente e viene prescritta terapia vitaminica.

Simona ha presentato un ritardo nell'acquisizione delle normali tappe neuro-motorie, ha raggiunto la posizione seduta a 10 mesi e la deambulazione autonoma a

---

* I nomi, nel rispetto della legge sulla privacy, sono stati cambiati e inventati.

18 mesi, ha iniziato terapia psicomotoria a 10 mesi presso la ASL d'appartenenza; viene riferita assenza di lallazione e di gesti deittici.

A due anni e nove mesi esegue una valutazione neuropsicologica e vari esami clinici: l'EEG risulta nei limiti della norma, e così pure la RMN.

L'esame ORL rileva normoacusia, anche se vengono evidenziati un deficit di 20 db, catarro tubarico e ugola bifida con sospetto di insufficienza velo-faringea poi confermata dal chirurgo plastico, che non ritiene tuttavia necessario intervenire, ma richiede un monitoraggio nel tempo.

Prima valutazione neuropsicologica

Simona viene portata alla nostra consultazione all'età di tre anni per iniziativa della mamma, preoccupata della totale assenza di linguaggio. Viene seguita con sedute bisettimanali di terapia psicomotoria, ma non è stato ancora giudicato necessario l'intervento logopedico.

La nostra ipotesi è quella di una disprassia verbale all'interno di un quadro di disprassia generalizzata ed eseguiamo una valutazione generale per definire l'entità della disprassia e programmare un intervento specifico sul versante linguistico e comunicativo.

Ambito motorio

Nella deambulazione si possono notare una vistosa goffaggine e difficoltà a orientarsi nello spazio:

- cammina su base leggermente allargata, tende a portare più avanti l'emilato dx, l'appoggio del piede avviene di tallone, e quindi con rapido appoggio sulle punte;
- da ferma carica sull'emilato sinistro, con evidenti problemi a mantenersi in equilibrio;
- anche nella corsa è evidente la goffaggine; prova ad accelerare i passi, ma non passa alla corsa vera e propria;
- preferibilmente usa la mano destra; su richiesta, ma a volte anche spontaneamente, usa la mano sinistra, che è dismetrica nei movimenti;
- in compiti di manipolazione fine presenta deficit della motricità delle dita e della coordinazione delle due mani. Inoltre in compiti che implicano attività manuale con ordine sequenziale presenta difficoltà nel rispettare le giuste sequenze d'azione;
- quando non riesce a risolvere subito un compito, o se pensa di non saperlo fare, subito abbandona i tentativi e si blocca; a volte attiva degli atteggiamenti distraenti verso l'interlocutore.

La bambina presenta un'instabilità attentiva con conseguente iperattività; nel setting strutturato migliora le prestazioni, anche se ha bisogno di contenimento continuo e di mediazione.

Produzione e comprensione verbale
La produzione fonetica è poverissima, con l'uso di pochi suoni non modulati. Produce le vocali tranne la / e /; a volte vocalizza nel gioco a un livello di lallazione semplice, utilizza a volte il fonema / m / aiutandosi con la mano per chiudersi la bocca, come le è stato da subito suggerito. Il tentativo di produzione del fonema / l / avviene con la protrusione della lingua, ma senza riuscire a sollevarla.

Non è presente il controllo naso-bocca, quindi non riesce a gonfiare le guance, e si nota una dispersione d'aria dal naso quando emette dei suoni.

Risponde alla richiesta di ordini semplici, comprende le routine sociali, la comunicazione avviene attraverso l'indicazione e l'uso dei gesti deittici e rappresentativi (ma i gesti sono realizzati in maniera goffa e approssimativa); a volte utilizza l'adulto con comportamenti poco differenziati, accompagnati però da emissioni vocali di richiesta e buon contatto di sguardo.

Usa la triangolazione, ma tale modalità non sempre riesce a risolvere i bisogni comunicativi della bambina; alla richiesta di produzione verbale o di ripetizione di semplici parole da parte dei familiari, Simona si rifiuta e abbassa il capo o assume atteggiamenti oppositivi; quando rifiuta di collaborare interrompe il contatto oculare.

Dalla valutazione della comprensione del linguaggio si rileva un'adeguata capacità nell'eseguire i rituali motori e verbali fino alle richieste di una parola su oggetti e persone presenti (TCV Miller).

Alla somministrazione del Rustioni (protocollo 3), pur collaborando con attenzione esegue solo il 50% delle risposte in modo adeguato; va comunque tenuto conto del problema visivo (difficoltà di sguardo e oculomozione), che sicuramente impedisce un'esplorazione accurata d'immagini complesse con diversi particolari simili.

Alla prova di primo vocabolario (TPL Axia) in comprensione esegue correttamente 16/20 item.

Esegue in imitazione le sequenze di gioco delle prove di Thal-Bates arrivando a 3 sequenze di gioco nei tre contesti diversi; il sostegno verbale modella e migliora la prestazione; spontaneamente esegue invece 2 sequenze di gioco.

Il comportamento oppositivo di Simona rappresenta un ulteriore ostacolo rispetto alla possibilità d'imparare a realizzare le diverse attività che le vengono presentate, in tutti i contesti e ambienti, anche quelli più familiari.

Abilità visuo-spaziali e prassico-costruttive
Simona presenta importanti difficoltà di sguardo, sia nel mantenimento della fissazione, che nei movimenti di sguardo d'inseguimento e di scanning visivo. Il suo campo visivo è molto ridotto e tende a compensare con movimenti del capo e ammiccamenti.

Riguardo alle capacità prassico-costruttive, la bambina riesce a inserire incastri di figure geometriche, ma dove è necessaria la rotazione esegue il compito solo con aiuto. È in grado di fare una torre con i 5/6 cubi; riproduce il ponte su imitazione da modello concreto, ma osservando la costruzione pezzo per pezzo e quindi non autonomamente.

Primo progetto di terapia

Il progetto di terapia ha avuto come obbiettivo immediato la costruzione del repertorio fonetico attraverso un training cinestesico-motorio sulla disprassia labio-glosso-velare.

Si pianifica un trattamento con prompt motorio partendo da fonemi anteriori, prima solo / c /- poi / cv / con le vocali più adiacenti al fonema target.

Ad esempio, per l'occlusiva / p /si procede prendendo le labbra con il dorso dell'indice e del medio, quindi si tira velocemente in avanti per favorire l'aspirazione veloce, con pressione moderata poiché tale fonema non ha il tratto della sonorità che richiede una pressione più forte (come ad esempio il fonema / b /).

S'interviene inoltre con una stimolazione bimodale sia a livello fonetico-articolatorio che percettivo-articolatorio su pochi foni singoli e raddoppiati. Si cerca di avviare l'acquisizione di prassie sia su imitazione sia attraverso prompt, insegnando anche ai genitori gli esercizi più semplici in modo da provare un'esercitazione costante e continua.

Vengono impostati degli esercizi per insegnare alla bambina a controllare i movimenti della lingua e la respirazione naso-bocca e inoltre vengono fatti dei tentativi per il controllo e la motilità del velo; tale esercizio, però, in quanto molto intrusivo, non viene accettato da Simona, quindi verrà ripreso in seguito.

Obbiettivi a medio termine

Dopo circa sei mesi di terapia viene proposto l'abbinamento del gesto insieme alla parola, in quanto si è visto come questi bambini a livello ideativo possiedono il gesto simbolico-convenzionale, ma poi lo perdono nel progetto motorio in coverbale. Infatti nell'uso spontaneo in comunicazione spesso usano il gesto convenzionale, ma non riescono a riutilizzarlo quando gli viene richiesto in risposta a proposte comunicative.

Sono stati presentati dei gesti (dal vocabolario della LIS) con esempi molto legati al contesto; ad esempio gesti e parola come / mamma / papà / palla / casa / basta / via / giocare /, usandoli in situazioni molto strutturate, prima solo come dimostrazione, e poi cercando di proporli all'interno di giochi comunicativi per abituare la bambina a usarli. Viene rinforzato inoltre l'uso dei gesti deittici insieme alla produzione di parole, ad esempio *là* con l'indicazione, *dà* con il palmo della mano esteso in avanti, *a me* con il palmo della mano sul torace, per rinforzare la comunicazione e per strutturare la sequenzialità motoria.

A livello fonologico si avvia un training percettivo attraverso fonemi isolati prima e poi con vocale adiacente, quindi con fonemi inversi e raddoppiati (vedi esempi da libro sul disordine fonologico di Sabbadini et al.). A questo lavoro viene abbinata una stimolazione in percezione con melodie a lunga durata per aiutare la bambina nella discriminazione e nella memorizzazione dei fonemi del sistema linguistico d'appartenenza (metodo Zora Drenzacic).

Per aiutarla a rafforzare il progetto motorio relativo alla costruzione dei fonemi, sono stati anche utilizzati dei movimenti significativi, rispetto alle caratteristiche fonetiche dei diversi fonemi presentati: ad esempio, per i fonemi anteriori (/ t /) sono stati proposti dei movimenti con le mani in avanti per rafforzare il tratto anteriore, mentre per i fonemi posteriori (/ k /) movimenti posteriori, ovvero mani estese all'indietro.

Questa attività ha sostenuto la scoperta e la conoscenza dei fonemi dando un aiuto concreto e oggettivo, attraverso il canale visivo e gestuale, che la bambina ha utilizzato poi spontaneamente, anche nella prima fase di espressione e formazione di parole bisillabe e più avanti nella correzione di parole con fonemi della stessa classe naturale. Si è provato a espandere la sua produzione su imitazione e a rinforzarla quando il suo livello emotivo lo permetteva.

Il versante recettivo è stato arricchito partendo da nomi-stimolo concreti, fino alla selezione di immagini con azioni simili o alla richiesta di oggetti usando la loro definizione. Si è inoltre programmata un'esperienza di gioco con i coetanei del gruppo classe con attività di piccolo gruppo, in modo da far sperimentare alla bambina l'uso del suo ristretto vocabolario in espressione e anche l'uso dei segni che Simona impiega in sostituzione di alcune parole.

Gli obbiettivi intermedi sono rappresentati dal potenziamento della manualità e dall'organizzazione motoria globale, dallo sviluppo delle capacità prassico-costruttive e dall'orientamento nello spazio.

È stato importante potenziare il livello di attenzione della bambina, abituandola a eseguire le attività proposte mantenendo più variabili insieme, per arrivare a un livello di attenzione sostenuta; al fine di migliorare le sue performance e di verificare i risultati che ne derivano.

Fondamentale si è rilevato il lavoro di stimolazione della coordinazione visivo-oculomotoria e dell'organizzazione della capacità di autoregolazione dell'azione tramite la coordinazione occhio-mano, prima del tutto assente, abituando Simona a osservare quello che stava facendo e controllare, nel corso dell'azione, i risultati.

Seconda valutazione neuropsicologica
Finalmente si riesce a somministrare una prova cognitiva con il test Leiter da cui risulta un EM di 4 anni su un EC: 4,2; tale attività è stata eseguita con molta mediazione e incoraggiamento da parte dell'adulto in quanto la bambina non riusciva a proseguire da sola e spesso si fermava per paura di sbagliare.

Il livello attentivo è molto più alto, anche se ha bisogno ancora di essere contenuta.

Produzione e comprensione verbale
Si registra un inventario fonetico più ampio non si riesce a presentare un PFLI, ma lo si costruisce da linguaggio spontaneo.

I foni presenti sono /m/n/p/b/f/l/j/, quelli occasionalmente presenti /d/v/.

Dal test Rustioni si ottiene un punteggio medio alle prove dei tre anni, e non si riesce a proseguire oltre per la difficoltà che la bambina presenta a selezionare l'immagine e a prestare attenzione alle richieste.

Alla prova di primo vocabolario TPL in produzione si ottiene un punteggio di 18/20 con molti errori fonologici, in comprensione 20/20.

La prova di comprensione Miller viene eseguita adeguatamente fino alla frase con azione transitiva convenzionale con oggetto agente.

Competenze visuo-spaziali e prassico-costruttive
Riguardo alle prassie costruttive Simona riesce a organizzarsi meglio nella rotazione ed esegue i modelli su imitazione, osservando però prima come il modello viene effettuato dalla terapista.

A livello grafico sono presenti notevoli difficoltà: al VMI esegue soltanto i primi due item.

Valutazione con il protocollo APCM *(Sabbadini et al.)*
La valutazione effettuata proponendo le prove del protocollo ci conferma il quadro di disprassia verbale e generalizzata con difficoltà sia nelle funzioni di base che negli schemi di movimento e quindi nelle funzioni cognitivo-adattive. Spesso durante alcune singole prove Simona rifiuta di eseguire quanto richiesto: si cerca quindi di contenere la sua frustrazione distraendola e proponendo l'esercizio in forma di gioco.

Funzioni di base
- *ricettività sensoriale:* Simona dimostra ipersensibilità uditiva: viene continuamente distratta dai rumori dell'ambiente. La madre, dietro nostra richiesta, riferisce che la bambina è sempre stata molto eccitabile e sensibile anche al tatto;
- *respirazione:* non riesce a coordinare la respirazione naso-bocca: respira solo con la bocca che rimane sempre aperta. La respirazione diaframmatica avviene solo se aiutata con rinforzo motorio e con esercizi prestabiliti;
- *postura:* sia in piedi che seduta Simona ha una postura inadeguata, il capo rimane obliquo a destra soprattutto quando disegna, la mandibola rimane contratta, la bocca rimane aperta; si registra una tensione muscolare generalizzata con una conseguente energia squilibrata.

Schemi di movimento
- l'equilibrio sia statico che dinamico risulta ancora inadeguato;
- i movimenti oculari e la capacità di esplorazione dello spazio sono ridotti; tende a compensare tali difficoltà ruotando e inclinando ancora la testa per inseguire un oggetto in movimento e per orientarsi nello spazio; se aiutata verbalmente e fisicamente (tenendole ferma la testa) migliora, ma a livello spontaneo ancora non riesce a controllare i movimenti di sguardo, soprattutto in senso verticale, in alto e in basso;
- movimenti in sequenza delle mani e delle dita sono assenti e Simona si rifiuta di eseguire le prove;
- nelle prove di sequenzialità esplicita non supera adeguatamente nessun compito, sia in ambito gestuale che uditivo; in ambito visivo riesce solo nell'accoppiamento di forme in sequenza a una a una (corrispondenza biunivoca).

Funzioni adattive
C'è ancora un vistoso deficit in tutte le prove relative alle funzioni adattive sia rispetto alle AVQ, sia nelle prove grafomotorie, prassico-costruttive e in particolare nelle prove manuali e della gestualità, specie rispetto all'imitazione di gesti simbolici (fare la pistola, fare W, ecc.) e all'esecuzione di gesti su comando.

Progetto di terapia

Ambito motorio e visuo-motorio
A livello motorio s'inizia dall'imitazione di semplici schemi di movimento, quali la marcia con oscillazione delle braccia, e quindi su una striscia segnata a terra; si propongono inoltre esercizi di equilibrio.

Si aiuta la bambina a piegarsi sulle gambe a piedi uniti, a salire e scendere le scale prima con appoggio e poi autonomamente, abituandola a guardare in basso con la testa in asse. Contemporaneamente si lavora con esercizi di oculomozione.

Si propongono movimenti crociati passivi (distesa per terra) associando la respirazione. Vengono anche usate strategie di rinforzo per aiutarla a selezionare i due emilati del proprio corpo: si incolla uno scotch a destra di colore rosso, a sinistra di colore giallo.

Si programma un lavoro sui movimenti delle mani e sui movimenti in sequenza delle dita, rispetto ai quali risulta molto impacciata. Ad esempio si propongono esercizi tipo pronazione e supinazione della mano con appoggio del polso sul tavolo, adduzione e abduzione della mano, tenendo il polso su un appoggio, movimento in sequenza delle dita della mano partendo da pollice e indice e poi con tutte le dita.

Il lavoro sulle prassie costruttive viene fatto usando dei bastoncini grossi o fiammiferi da camino rivestiti di scotch colorato per darle un riferimento spaziale e per renderle più facile la presa.

Prima si propongono modelli semplici, aiutandola con l'osservazione pezzo per pezzo, poi il modello intero da copiare; all'inizio è stato necessario aiutarla, conducendo le sue mani nella corretta posizione (rinforzo cinestesico), poi pian piano usando solo il rinforzo verbale.

Le proposte rispetto al deficit attentivo si limitano al focus per permettere a Simona di concentrare lo sforzo su un solo compito alla volta: si danno brevi e semplici compiti anche ai genitori e alle insegnanti, con cui c'è una buona collaborazione.

Molto importante risulta il rinforzo sulla motilità oculare, con esercizi di arrampicamento e inseguimento con luci colorate e di movimenti schematici destra/sinistra, in alto e in basso, cercando di tenere ferma la testa.

Si presentano poi delle attività sulla percezione visiva, utilizzando prima oggetti concreti e poi semplici immagini, sempre in posizione centrale sul piano di lavoro.

Si presentano così esercizi di discriminazione di oggetti e di figure per abituarla a riconoscerle e a selezionarle prima in sfondi neutri e poi in sfondi più complessi.

In seguito, durante il compito ormai appreso, s'inserisce una variabile, ad esempio "mentre prendi i dadi rossi respira" per verificare e potenziare le capacità di attenzione condivisa e controllo simultaneo di più funzioni.

Ambito linguistico

Gli obbiettivi immediati e le successive proposte sono rappresentati dall'ampliamento del repertorio fonetico e dall'allenamento della percezione fonemica con un lavoro sull'affinamento discriminativo-percettivo su fonemi della stessa classe naturale. È previsto d'iniziare da quelli ad alto contrasto fino a quelli con minore contrasto, proponendo quindi coppie minime in percezione e comprensione. Coppie minime in seguito saranno utilizzate in strutture frasali con elementi a basso contrasto, per facilitarne l'acquisizione. Per costruire la parola bisillabica si tenta, in questa fase, di utilizzare una facilitazione, associando il movimento alla costruzione della stringa verbale, facendo compiere alla bambina dei passi o piccoli salti, per ogni sillaba o tramite elementi concreti, tipo cubi colorati o gettoni; la cinestesi e il rinforzo visivo fungono da sostegno alla rappresentazione fonotattica della parola.

Si pianifica intanto, nello stesso modo, anche un primo avvio alla strutturazione frasale semplice, usando elementi concreti di appoggio, quali ad esempio segnali colorati diversi per ogni singolo elemento. L'arricchimento del versante semantico e pragmatico, fino alla strutturazione di brevi racconti, viene programmato utilizzando il gioco simbolico con personaggi in miniatura. La logopedista prova a espandere quando possibile gli enunciati della bambina, ponendo domande rispetto all'attività eseguita o alla scenetta rappresentata. L'uso inoltre di materiale figurato, come storie in sequenza o foto di avvenimenti vissuti, serve in questa fase da supporto, escludendo così il carico della memoria verbale, in quanto Simona ancora non riesce a tenere insieme troppe variabili.

Rispetto all'ambito della manualità vengono previsti esercizi per affinare i movimenti delle dita, sia singolarmente, sia iniziando da semplici sequenze; inoltre vengono suggerite attività della vita quotidiana per potenziare l'uso delle due mani, partendo dall'imitazione di azioni semplici fino a compiti più complessi che deve imparare a poco a poco a gestire da sola.

Gli obbiettivi a lungo termine sono stati: potenziamento della competenza fonologica, ampliamento del vocabolario e sviluppo del versante morfologico.

Rispetto all'ambito fonologico, particolarmente laborioso è stato il lavoro volto alla soppressione di alcuni processi fonologici a carico del sistema e della struttura per l'acquisizione dei fonemi posteriori a causa dell'insufficienza velare.

Terza valutazione

Comprensione e produzione linguistica

Finalmente si può presentare un PFLI strutturato e completo da cui si registra un inventario fonetico più ampio, anche se ancora non completo, e si ha una panoramica sullo sviluppo fonologico.

Si dovrebbe lavorare sul tratto posteriore, ma spesso non si riesce a fare un intervento così intrusivo, in quanto Simona rifiuta di eseguire anche gli esercizi più semplici: non vuole farsi chiudere il naso, chiaramente rifiuta il massaggio velare (ora riesce a produrre un suono / k /, ma con molta perdita d'aria dal naso).

A livello fonologico si registrano molti processi a carico del sistema e della struttura che rilevano un disordine fonologico semplice, non ci sono idiosincrasie e processi insoliti, c'è invece un ritardo importante in termini temporali in quanto Simona presenta un livello fonetico-fonologico di circa tre anni.

Il versante recettivo del linguaggio attraverso le prove del Rustioni rileva un livello di 4 anni e mezzo con punteggio medio; non riesce a procedere con le prove dei 5 anni.

Al test di ripetizione frasi (Besta) si blocca quasi subito in produzione, mentre la comprensione è intorno ai 3 anni e mezzo.

Viene proposta anche una prova cognitiva con il test Leiter Performance Scale dove risulta una EM di 5 anni su EC di 5 e mezzo. Anche in questo caso la bambina viene sollecitata e contenuta verbalmente.

Seconda valutazione con il protocollo APCM
Si rileva un generale miglioramento su tutti i versanti.

Funzioni di base
- *recettività sensoriale:* Simona riesce a modulare e gestire l'ipersensibilità, soprattutto quella uditiva che prima era fonte di disattenzione;
- *respirazione:* non c'è ancora un'adeguata coordinazione naso-bocca, in quanto Simona rifiuta di eseguire gli esercizi. Risulta migliorata la respirazione diaframmatica che la aiuta a rilassarsi quando deve affrontare un compito impegnativo o quando deve iniziare un racconto;
- *postura:* si nota una maggiore sicurezza e correttezza e una minore tensione generale che la aiutano a gestire con più armonia le attività.

Schemi di movimento
- *organizzazione del movimento*: riesce a tenersi in equilibrio in compiti semplici, mentre perde l'equilibrio e il progetto motorio negli schemi che implicano sequenzialità;
- *movimenti oculari:* Simona ha imparato a spostare gli occhi in tutte le direzioni senza muovere la testa. Si organizza quindi meglio nello spazio sia rispetto al movimento che all'organizzazione dello spazio nel foglio in prove di disegno. Ha ancora difficoltà nella selezione delle immagini rispetto a una *gestalt* complessa;
- *movimenti delle mani:* sono più sciolti anche se c'è ancora una certa rigidità che le impedisce un'adeguata rotazione dei polsi e difficoltà a separare le singole dita ed eseguire i micromovimenti in sequenza;
- *sequenzialità esplicita:* ottiene un punteggio pari ai quattro anni in tutte le prove, anche in quelle sulla gestualità, dove era sempre stata molto impacciata.

Funzioni cognitive adattive e gestualità intenzionale
- *coordinazione dinamica*: sia nel camminare che nella corsa ora Simona è più organizzata ed è meno goffa: sale e scende le scale con più scioltezza e sicurezza, ma nel salto ha ancora problemi;
- *abilità grafomotoria*: riesce a copiare figure entro uno spazio; esegue correttamente le prime 6 figure del VMI; va meglio nei *griffonages,* anche se ha bisogno di molto esercizio;
- *abilità manuali*: risulta molto difficile per Simona eseguire tali prove, per le difficoltà che ancora permangono sui movimenti delle dita e delle mani;
- *gesti simbolici su imitazione*: con molto autocontrollo riesce a compierli, ma goffamente;
- *prassie del vestirsi*: anche se impacciata vuole fare da sola e spesso il risultato è discreto; non sa allacciarsi le scarpe;
- *movimenti oro-facciali intenzionali*: ora riesce a eseguirli tutti, per gonfiare le guance spontaneamente si chiude il naso con le dita;
- *abilità costruttive*: supera bene tutte le prove, anche quelle da modello figurato.

Terzo progetto di terapia

Sul versante fonologico si programma un intervento mirato sulla memorizzazione, selezione e discriminazione di foni simili e di coppie minime sia come training percettivo-motorio sia in termini di trattamento cognitivo-linguistico.

Si propone la strutturazione frasale con parole a basso contrasto fino a quelle ad alto contrasto aiutandola sempre con elementi concreti o movimenti facilitatori.

Si fanno esercizi d'inspirazione nasale per il fonema / k / e si ripropongono sequenze di fonemi esplosivi per l'attacco velare insieme ai movimenti posteriori, che ora accetta e usa. Interessante sottolineare che all'ultima visita di controllo foniatrica è stata esclusa la necessità d'intervento chirurgico di qualsiasi tipo sul velo ed è stata diagnosticata un'insufficienza velare funzionale (da noi intesa come disprassia velare) ormai di lieve entità, probabilmente risolvibile nel tempo e con molto esercizio.

Ora si riesce ad aiutarla a monitorarsi per il controllo dell'articolazione e della co-articolazione: in compiti precisi e strutturati ottiene buoni risultati.

Si programma un lavoro sulla soppressione dei processi di struttura (ad esempio gruppi consonantici e metatesi) e sui processi di sistema (ad esempio anteriorizzazioni, affricazioni e *stopping*). Per potenziare e stimolare la capacità di raccontare si utilizzano immagini o storie in sequenza, in quanto ha ancora bisogno di aiuto esterno.

Sin dall'età dei cinque anni si è strutturato un lavoro sulla metafonologia partendo dall'identificazione della iniziale di parola, dai giochi con rime, fino a compiti di elisione e segmentazione fonetica usando elementi concreti tipo i cubi colorati, e programmi specifici al computer che alimentano la motivazione e l'interesse.

Simona è stata inserita in prima elementare già competente rispetto all'analisi dei grafemi e alla corrispondenza grafema-fonema. È stata inoltre allenata all'uso del computer oltre che all'esecuzione grafica della scrittura, per lei molto stressante e faticosa.

Si è potenziato, in accordo con la scuola e la famiglia, l'uso del computer anche per lavorare sul controllo degli errori ortografici; contemporaneamente sono state rinforzate le capacità grafiche, sia su copia da modello, sia come puro esercizio grafomotorio.

Conclusioni

Simona parla ormai correttamente, anche se con un tono un po' nasale; il desiderio di comunicare a livello espressivo-verbale in modo fluido la spinge spesso a esprimersi in maniera troppo rapida, con il rischio di inceppi e pseudobalbuzie; il suo pensiero corre veloce, più di quanto le sue possibilità sequenziali-articolatorie le permettano di esprimersi. È indispensabile pertanto lavorare attualmente sul rallentamento dell'eloquio, proponendole strategie in tal senso come si fa quando si suggeriscono esercizi di dizione e enfatizzando gli elementi soprasegmentali, ovvero la prosodia e la punteggiatura. Le buone capacità di lettura e l'esercizio di lettura ad alta voce l'aiutano a potenziare il *feed-back* audio-cinestesico e quindi l'espressione verbale.

Si deve anche puntare ancora sul livello discorsivo narrativo, rispetto all'ambito morfosintattico e all'organizzazione frasale in periodi sempre più complessi e alla comprensione e ripetizione di brani letti o ascoltati.

Resta ancora importante potenziare il programma su tutti gli aspetti della motricità, soprattutto sulle attività sequenziali a vari livelli, inserendo più variabili per attivare l'attenzione simultanea, e proponendo quesiti cognitivi per verificare i risultati raggiunti e per consolidare gli apprendimenti.

Va inoltre continuato un lavoro sul versante prassico-gnosico, e sulle capacità di rappresentazione e costruttive con modelli tridimensionali.

Riteniamo comunque che la prognosi di questo caso, inizialmente molto difficile e laborioso, sia allo stato attuale molto positiva; ormai è Simona stessa che si pone nuovi traguardi ed è sempre più motivata a raggiungerli, dimostrando una notevole grinta e grandi capacità cognitivo-adattive.

Con queste parole forma
delle frasi: coniglio,
paglia, sveglia figli foglie
1) Il coniglio ha i baffi

2) la paglia è gialla

3) la sveglia suona la
mattina

4) la mamma vuole bene
ai figli

Scrivi cinque frasi con è
e cinque con e.
Leggi e completa la pag.
106 di Pepe Rosso.
1) Oggi è una bella giornata
2) Alessia è la mia sorellina.
3) Il cane di mia nonna
è marrone.
4) La macchina di papà è
nuova.
5) La mia cameretta è
grande.

Capitolo 7
Componenti disprattiche nei DSL

Dopo aver affrontato il tema della disprassia verbale grave e labio-glosso-velare, riteniamo importante soffermare la nostra attenzione sui casi di DSL identificabili come disprassia verbale nell'accezione della casistica riportata dalla Rapin (1987) o più recentemente descritti da Hill, Bishop e Nimmo-Smith (1998). In questo senso riteniamo utile presentare i presupposti teorici che permettono di evidenziare e confermare, in molti casi, la copresenza di significative componenti disprattiche all'interno del quadro di DSL, soprattutto rispetto alle difficoltà prassiche esecutivo-gestuali.

Gesti e linguaggio

Il gesto accompagna la produzione linguistica del bambino a partire dagli inizi dello sviluppo linguistico, anzi precede e stimola tale competenza.

Secondo Bruner (1982, 1990) i gesti, evidenziando una fase iconica nello sviluppo, rappresentano, mediante i copioni (*script*) che si realizzano nell'interazione madre-bambino, gli strumenti attraverso i quali il bambino riesce a passare da una fase motoria (probabilmente già gestuale e rappresentativa) a una fase preliminare proto-richiestiva e proto-indicativa; lo aiutano inoltre nell'individuazione di parole (*olofrase*) che lo mettono in grado di verbalizzare il senso di quanto intende comunicare. La competenza semantica, afferma Bruner, viene acquisita dal bambino attraverso una primitiva interazione sociale legata alla gestualità rappresentativa e convenzionale, condivisa con gli adulti.

Sin dalle prime fasi dello sviluppo c'è una correlazione temporale molto stretta tra gestualità ed espressione verbale, come documentano studi di diversi autori:

- contemporanea comparsa del *babbling* rispetto a pattern di attività ritmica manuale, ovvero dei cosiddetti *babbling manuali* che emergono tra i 7 e gli 8 mesi e mezzo. Si tratta di una classe di comportamenti ritmici che rappresentano un momento di transizione verso un controllo motorio sempre più differenziato (Bates e Thal, 1991);
- comparsa dei gesti deittici (mostrare, dare, indicare), che inizia quando il *babbling* vocale è sostituito dall'emergere di produzioni simili a parole; i gesti deittici e in

particolare l'indicazione sono un buon indice predittivo dello sviluppo linguistico; la produzione di gesti è positivamente correlata allo sviluppo del linguaggio tra i 9 e i 13 mesi (Bates, 1976; Camaioni, Volterra, Bates, 1976);
- produzione dei primi gesti comunicativi alcune settimane prima della denominazione delle prime parole (Caselli, 1990);
- numero di gesti (deittici e referenziali) e di combinazioni gesto-parola prodotti a 16 mesi, come indice predittivo del numero di parole prodotte a 20 mesi (Capirci, Iverson, Pizzuto, Volterra, 1996).

L'uso spontaneo di gesti, soprattutto il gesto iconico, compare in caso di difficoltà nel recupero lessicale, anche se non aiuta veramente a recuperare la precisa etichetta lessicale (Bello, Capirci, Volterra, 2004), ma attiva in particolare l'area semantica che contiene il nome, con l'effetto di elicitare la produzione di parafasie semantiche e circonlocuzioni. Gli autori sopracitati hanno condotto una ricerca su bambini con SW di età scolare (confrontati con due gruppi di bambini con sviluppo tipico, uno di pari età cronologica e uno di pari età mentale) al fine di esaminare la produzione lessicale in un compito di denominazione di figure, con particolare attenzione al ruolo del gesto nell'elaborazione linguistica e in particolare nel recupero degli elementi lessicali.

Dai risultati emerge che le abilità linguistiche dei bambini con SW sono vicine a quelle dei bambini con sviluppo tipico di pari età mentale, ma producono un numero più elevato di gesti iconici. Per tutti i gruppi di bambini, i gesti iconici tendono a co-occorrere con le circonlocuzioni semantiche, indicando che i bambini stanno "cercando" la parola nel giusto spazio semantico, ma non riescono a trovare la precisa etichetta verbale. Il largo uso che i bambini con SW fanno dei gesti iconici suggerisce inoltre specifiche difficoltà relative al recupero della parola e sembra indicare che l'accuratezza di risposta (coerente con l'età mentale) richieda un più alto costo nell'elaborazione lessicale.

Questi risultati sembrano confermare l'ipotesi di McNeill secondo la quale i gesti - in particolare quelli iconici - riflettono l'attivazione di programmi motori (visuo-manuali e acustico-articolatori) associati con gli oggetti e gli eventi rappresentati in uno spazio semantico-concettuale che parole e gesti condividono.

Viene dunque riconosciuto un imprescindibile legame tra gesti iconici, recupero lessicale e sviluppo del linguaggio (Thal e Bates, 1988; Thal e Tobias, 1992); un ridotto uso di gesti comunicativi correla con ritardo di acquisizione del linguaggio e DSL. Il ritardo di acquisizione del linguaggio può essere quindi predetto dalla scarsa produzione gestuale (Thal, Tobias e Morrison, 1991; Evans et al., 2001).

Una ricerca di Mansson (2003) conferma i lavori della Thal, ribadendo che nei casi di DSL si determina un rallentamento dello sviluppo della gestualità iconica e della competenza lessicale, soprattutto nel processo di recupero dei vocaboli.

Qualsiasi deficit nel processo di produzione della parola avrà un effetto sul gesto, e viceversa: i bambini che fanno largo uso di gesti comunicativi sono quelli che manifestano poi un più precoce sviluppo del linguaggio; gesti e linguaggio hanno dunque in comune un'unica sintetica proprietà di natura semeiotica, per cui il movimento ovvero il gesto assume una funzione anticipatoria e sembra essere l'elemento attivatore della competenza semantica e, più in generale, linguistica.

Si ribadisce così (McNeill, 1992, 1998, 2000) che il gesto e la parola formano un singolo sistema di comunicazione basato su un comune sottostante processo di pensiero.

Bates e Dick (2002) affermano categoricamente che il linguaggio e i gesti fanno parte di una *close family* o unica famiglia, avente alla base un comune sistema neurale. Alla luce delle nuove scoperte tramite indagini neuroradiologiche sugli adulti, va ipotizzata dunque una possibile reinterpretazione di alcune specifiche mancate correlazioni tra linguaggio e gesti in bambini *late talkers* (DSL) e con lesioni focali; la comparsa, o non, di gesti va considerata inoltre non solo rispetto alla produzione, ma anche alla comprensione linguistica, soprattutto nelle prime fasi di acquisizione del vocabolario. Questo non succede invece nei *late bloomers* (bambini che "sbocciano" in ritardo) o con ritardo semplice del linguaggio, in cui è evidente invece una ricchezza sul piano comunicativo-gestuale.

Come abbiamo già detto nella rassegna storica presentata sulla disprassia verbale, Schuell già nel 1966 aveva individuato nei DSL disordini percettivi, strettamente connessi a disordini linguistici e difficoltà nell'abilità gestuale.

Anche Denckla, già nel 1973, aveva messo in evidenza che un deficit d'apprendimento dei movimenti sequenziali delle dita della mano risulta legato a un problema di *feed-back* anticipatorio motorio, uditivo e conseguentemente articolatorio che produce difficoltà nell'espressione fonemica seriale, incidendo anche sulla comprensione linguistica in ambito semantico e nella comunicazione pragmatica.

Gesti rappresentativi e non rappresentativi

Numerosi autori hanno condotto studi empirici rivolti a esaminare le abilità prassiche nei bambini normali, in particolare rivolgendo l'attenzione all'ambito dello sviluppo della sequenzialità esplicita gestuale, rappresentativa e non. L'obbiettivo a cui gli autori mirano è quello di mettere in luce, attraverso il riscontro di dati normativi, lo sviluppo di queste abilità, così da sottolineare le differenze esistenti tra i risultati ottenuti dalle performance dei bambini normali e quelli dei bambini con disprassia.

Tra le specifiche caratteristiche che si riscontrano nella descrizione clinica della sindrome disprattica, infatti, secondo diversi autori, emergono problemi relativi alle abilità della motricità fine (abilità nella coordinazione delle dita, grafomotorie, costruttive ecc.) e pattern anomali di preferenza manuale.

Sono state frequentemente utilizzate alcune batterie di test che valutano alcuni comportamenti motori specifici che risultano essere collegati a un eventuale sviluppo di disprassia; tuttavia in molti casi queste batterie non includono misurazioni di abilità gestuali rappresentative e non. Spesso la valutazione di queste ultime rappresenta un aspetto separato dal *focus* d'interesse, centrata più che altro su compiti motori e sensopercettivi e inoltre abbastanza influenzata dall'ampia letteratura presente in ambito adulto.

Tra l'altro nelle batterie utilizzate è evidente una distinzione tra i compiti relativi all'imitazione di gesti non rappresentativi e quelli per i gesti rappresentativi: mentre gli uni vengono inclusi occasionalmente nell'ambito più generico dell'abilità sensomotoria, gli altri, proposti sia su comando verbale che su imitazione, vengono presi in prestito dagli esami sulle prassie compiute sugli adulti.

Intorno al 1965, Berges e Lezine indagano sulle capacità di compiere una serie di gesti non rappresentativi coinvolgenti determinate parti del corpo, tra cui braccia, mani e dita, in bambini di età compresa fra i 3 e gli 8 anni. I compiti proposti richiedono l'imitazione di posture assunte dall'esaminatore, a gradi di difficoltà crescenti: da semplici posture unimanuali a posture bimanuali simmetriche che presuppongono complesse combinazioni braccio-mano e richiedono un notevole incremento della messa in atto di relazioni spaziali tra le varie parti del corpo interessate.

Dagli studi condotti gli autori evidenziano, da parte di bambini di circa 8 anni, un progressivo perfezionamento con una più accurata performance nell'abilità di imitazione di gesti non rappresentativi a tutti i livelli di difficoltà proposti.

Per quanto riguarda invece gli studi condotti sull'abilità gestuale rappresentativa, Kaplan (1968) compie un esperimento su 24 bambini, ai quali si richiede la messa in atto di ben sedici gesti rappresentativi transitivi, su richiesta verbale, quali ad esempio lavarsi i denti o battere un chiodo con il martello.

Alla luce dei risultati ottenuti, vengono differenziati quattro livelli di evoluzione del gesto: i bambini più piccoli, prima dei 4 anni, hanno difficoltà di performance dei gesti; innanzitutto hanno difficoltà nel raggiungere la zona dove deve svolgersi l'azione, inoltre non mimano l'oggetto in nessun modo (ad esempio battono un dito sui denti al posto di mimare l'atto di lavarli).

A 4 anni iniziano la rappresentazione del gesto, ma le loro rappresentazioni includono l'uso di una parte del corpo come oggetto: ad esempio se deve mimare l'atto di lavarsi i denti, il bambino pone l'indice sul piano orizzontale dei denti e mima l'uso dello spazzolino attraverso movimenti verticali su di essi.

All'aumentare dell'età si assiste a un'evoluzione della rappresentazione simbolica degli oggetti immaginati e conseguentemente il bambino usa con minore frequenza parti del corpo come rappresentazione dell'oggetto.

Normalmente è intorno ai 7-8 anni che gli oggetti sono rappresentati a livello simbolico con accuratezza; infatti le performance evolvono positivamente intorno agli otto anni, anche se il 76% del campione di riferimento ancora incontra delle difficoltà nell'esecuzione elaborata di azioni mimate.

La rappresentazione gestuale continua a svilupparsi lungo tutto il periodo compreso tra gli 8 e i 12 anni: a quest'età il bambino diventerà abile, come l'adulto, nella pantomima dei gesti transitivi, rappresentando accuratamente sia l'oggetto che l'azione di riferimento.

Anche studi successivi di Overton e Jackson (1973) rilevano gli stessi risultati ottenuti dagli esperimenti di Kaplan; a differenza di quest'ultimo, però, i due autori estendono il test anche a un campione femminile e concludono, attraverso i risultati raggiunti, che non si osservano differenze di performance relative al sesso.

In conclusione gli studi normativi condotti evidenziano una progressiva maturazione dell'abilità gestuale sia rappresentativa che non. L'evoluzione di questa abilità raggiunge il suo apice di accuratezza intorno agli 8 anni, anche se è solo tra gli 8 e i 12 anni che si arriva a una maggiore qualità e raffinatezza del gesto compiuto, supportata anche da alcune modificazioni significative nello sviluppo.

Dewey (1995) aggiunge importanti riflessioni relative allo sviluppo della rappresentazione gestuale in sequenza; in particolare arriva alla conclusione che, per ogni bambino nella norma e con deficit dello sviluppo motorio, il numero di gesti rappresentativi eseguiti con destrezza aumenta regolarmente nella fascia d'età compresa tra i 6 e gli 11 anni.

L'autrice riferisce, inoltre, che per ogni gesto transitivo - come l'azione del tagliare con un coltello - e gesto intransitivo - ad esempio salutare - il numero di errori riguardanti l'azione (alterazioni della forza, dell'ampiezza, del tempo, anomalie nell'incremento o decremento dell'atto motorio, irregolarità durante l'esecuzione) e i movimenti dell'azione (scorretta rotazione del palmo della mano rispetto alla posizione del braccio, oppure scorretto utilizzo del piano d'azione) segue un andamento lineare sia che si riferisca al gruppo dei bambini normali che a quello con difficoltà motorie. In conclusione, quindi, bambini con deficit nello sviluppo motorio, per ogni fascia d'età e nel corso dello sviluppo, compiono errori simili a quelli dei bambini collocati nella norma.

Rizzolatti ed Arbib (1998) hanno individuato negli adulti uno specifico network neuronale, dove si trova una corappresentazione della capacità manuale dei gesti e dei movimenti della bocca. Essi hanno dimostrato l'esistenza di un "sistema neuronale a specchio" dove la rappresentazione cerebrale della bocca e delle mani risulta connessa alla percezione e alla produzione di gesti a significato e dei movimenti articolatori della bocca.

Hill, Bishop e Nimmo-Smith (1998) sostengono inoltre, nella loro ricerca già citata, che nei bambini DSL gli errori compiuti sul piano verbale, sia su comando che su imitazione, sembrano ragionevolmente interpretabili come una difficile interiorizzazione dell'organizzazione dei movimenti sequenziali; questi ricercatori, riprendendo i lavori di Kaplan, mettono in relazione le difficoltà linguistiche con la capacità di acquisire target adeguati di gesti a carattere rappresentativo; tali difficoltà sembrano diminuire con il crescere della capacità di rappresentazione simbolica che attraverso il gesto ha la sua prima e più significativa manifestazione. Essi di fatto forniscono alcune possibili spiegazioni riguardo alle difficoltà linguistiche e gestuali, intendendole come conseguenza della contiguità anatomica dei substrati neurali che controllano le funzioni linguistiche e motorie, ma ipotizzando anche che la relazione tra difficoltà linguistiche e difficoltà motorie possa essere dovuta a immaturità cerebrale, anche se quest'ultima affermazione necessita di ulteriori conferme. Nel loro studio confrontano i dati riguardanti l'ambito gestuale raccolti in bambini con DCD e in bambini con SLI, oltre che in un gruppo di bambini di età cronologica inferiore. Alle tre tipologie di campione è stato proposto un test che valuta la produzione di gesti rappresentativi: questo termine si applica a un numero di compiti in cui i bambini hanno familiarità nelle azioni mimate da compiere: possono essere suddivisi in transitivi, cioè richiedenti l'uso dell'oggetto, o intransitivi, vale a dire non implicanti l'uso dell'oggetto. Nel compito le azioni vengono elicitate o su comando verbale o su imitazione, e sono proposte varie tipologie di gesti, già descritti da Dewey.

Gesti transitivi
- lavarsi i denti con uno spazzolino;
- pettinarsi i capelli con un pettine;
- mangiare un gelato con il cucchiaio;
- battere un chiodo con il martello;
- tagliare un foglio con le forbici;
- scrivere con una matita.

Gesti intransitivi
- salutare;
- fare ciao;
- mandare un bacio;
- schioccare le dita:
- chiudere la mano a pugno;
- mostrare di avere lo stomaco pieno.

Gli autori hanno dimostrato che l'accuratezza della performance migliora all'aumentare dell'età; inoltre hanno osservato che la performance dei bambini SLI e DCD è significativamente "più povera" in tutti i compiti proposti, e in tutte le condizioni, rispetto a quella dei loro pari, specificando però che quando bisogna compiere un'azione su comando verbale essi ottengono risultati significativamente peggiori rispetto a quelli dei loro pari, sia per le azioni transitive che per quelle intransitive. Per quanto invece riguarda le azioni su imitazione si osserva che per i gesti transitivi la performance delle due tipologie di bambini è minore rispetto a quella dei bambini normali della stessa età; inoltre i bambini con DCD producono più errori rispetto ai bambini più piccoli; rispetto ai gesti intransitivi, solo nella tipologia dei DCD si osserva un significativo aumento di errori rispetto ai loro pari.

Lo studio propone, piuttosto che valutazioni sulla velocità o sull'accuratezza delle performance, un'analisi delle caratteristiche qualitative delle risposte, e mira a determinare se gli errori dei bambini nei gesti rappresentativi sono simili a quelli prodotti dagli adulti con aprassia; inoltre vuole comparare le abilità prassiche dei bambini DCD con quelle dei bambini SLI mediante un'analisi qualitativa, e confrontare i gruppi clinici con un gruppo di bambini di età minore con abilità motorie ancora poco sviluppate, per verificare se gli errori osservati nei gruppi clinici possono essere considerati come conseguenza di un'immaturità nello sviluppo.

I risultati ottenuti hanno permesso agli autori di evidenziare quattro tipologie di errori:

- parte del corpo intesa come oggetto (BPO);
- configurazioni esterne (EC);
- configurazioni interne (IC);
- orientamento spaziale (SO).

Alcune categorie di errori identificabili dalla letteratura in adulti con aprassia (ad esempio perseverazioni o sostituzioni) non sono applicabili alle risposte fornite dai bambini.

Dai risultati ottenuti, gli autori concludono che i bambini di ogni gruppo producono tipologie simili di errori, anche se i gesti sono correttamente realizzati da un punto di vista concettuale; alcune differenze si riscontrano solo nella frequenza con cui questi gesti sono prodotti dai diversi gruppi clinici; ciò, quindi, porta a ritenere che il compiere frequentemente errori può essere considerato un importante indicatore d'immaturità dello sviluppo prassico.

Il bambino con difficoltà prassiche ha dunque spesso un'efficienza concettuale che non correla con adeguate capacità percettivo-motorie. In questa ricerca vengono dunque fornite prove evidenti per cui i bambini con DSL presentano cadute ricorrenti nelle abilità prassiche, quasi a evidenziare una atipica correlazione tra difficoltà linguistiche e prassiche, che gli autori suggeriscono potrebbe avere uno specifico correlato neuronale.

Correlazioni neuronali

Come è riportato in un interessante lavoro di Iverson e Thelen (1999), che sottolineano gli stretti legami tra bocca e mano rispetto al substrato neurale, negli ultimi anni sofisticate indagini (PET, RMF) su adulti normali e cerebrolesi hanno dimostrato che:

- alcune funzioni linguistiche e motorie manifestano sottostanti e nascosti meccanismi cerebrali univoci;
- regioni cerebrali tipicamente deputate a compiti motori (corteccia motoria, area premotoria, cervelletto), sono coinvolte in compiti linguistici, ed esistono forti connessioni tra il cervelletto e le aree classiche del linguaggio, come l'area di Broca (Petersen et al., 1989);
- porzioni dell'area di Broca sono a loro volta attivate in compiti motori e soprattutto in compiti che implicano movimenti della mano e delle dita delle mani. Anche solo il pensare di muovere le dita delle mani è sufficiente per attivare una porzione dell'area di Broca (Krams et al., 1998);
- elevata attività nella corteccia premotoria sinistra viene evidenziata, tramite PET,

nel compito di recupero lessicale di parole appartenenti alla categoria strumenti (Grabowski et al., 1998);

- inoltre viene evidenziata la partecipazione del cervelletto alla funzione linguistica in un compito di associazione di parole con adulti normali, a cui vengono presentate delle parole scritte (Petersen et al., 1989); ai pazienti quindi viene richiesto di pensare alla parola che è associata a quella letta per l'uso funzionale e produrne il nome (esempio: ago - cucire). In questo compito linguistico viene attivata un'area situata nel cervelletto laterale inferiore (identificato come la parte più attiva deputata al movimento), nel sito che proietta informazioni ed è collegato all'emisfero sinistro, dominante per il linguaggio.

Esistono dunque forti connessioni tra il cervelletto e le aree classiche del linguaggio, come l'area di Broca; queste connessioni sono state identificate anche da un punto di vista anatomico (Leiner, Leiner e Dow, 1993).

Conclusioni

In sintesi la ricerca si pone come un indicatore importante della relazione gesti-linguaggio, dove il processo di acquisizione degli uni sembra essere indissolubilmente connesso a quello dell'altro e viceversa, in un rapporto di reciprocità evolutiva all'interno del più generale sviluppo cognitivo del bambino.

Alla base di tale supposto legame possiamo ritrovare l'assunto teorico, mutuato da Vigotskji e da Bruner, poi da Neisser, Gibson e recentemente da Thelen e Iverson-Thelen, che il processo di costruzione semantica, ovvero di formazione del significato e di codificazione linguistica convenzionale (e quindi sociale e relazionale) della realtà, tragga le sue origini nel fare, nell'agire su tale realtà, o nella prassi. Qualora i processi sottesi all'azione - l'organizzazione visuo-spaziale, la motricità, la percezione, la recettività e stimolazione sensoriale - risultino alterati nelle loro componenti o nella loro sequenza, ne consegue una minore capacità di interazione prassica con l'ambiente. Tra risvolti più importanti, oltre che un adattamento deficitario, trapela un'evidente difficoltà di organizzazione e codificazione semantica della realtà, che può tradursi anche, a volte, in una difficoltà di reperimento lessicale.

Risulta quindi impossibile, allo stato attuale delle ricerche e delle sistematizzazioni teoriche, non parlare di uno specifico quadro patologico, come appare essere quello del DSL, associato a numerose e peculiari componenti disprattiche, quadro che, probabilmente, nel tempo, assumerà una sua specifica definizione.

Ciò consente di acquisire una prospettiva nuova non solo come approccio teorico, ma soprattutto in ambito clinico, all'interno dei processi valutativi e riabilitativi.

I disturbi del linguaggio vengono inseriti all'interno di un quadro più complesso che riguarda i processi di organizzazione visuo-spaziale, di coordinazione motoria e di gestualità a valenza simbolica (gesti convenzionali e non), considerando il linguaggio come un momento fondamentale dell'organizzazione cognitiva che coinvolge aree un tempo considerate da esso completamente slegate, nonché competenze sempre più specifiche e articolate.

Dal punto di vista clinico il riconoscimento di questo legame comporta la necessità di procedimenti di valutazione più complessi che analizzino competenze in diverse aree, mettendo in evidenza gli eventuali possibili blocchi nei processi d'integrazione tra le varie competenze ed esaminando quindi in maniera più precisa tali legami o interconnessioni.

Caso clinico*

Sabbadini L., Fionda B.

Il valore del gesto in ambito clinico e riabilitativo

Si parla sempre più frequentemente dell'uso del bimodale in terapia, e non soltanto per riferirsi alla riabilitazione dei non udenti; infatti, da quanto sopra sostenuto e confermato attraverso un numero sempre crescente di ricerche, dal momento che l'acquisizione della capacità dell'uso del gesto rappresentativo e poi convenzionale sembra essere cruciale per l'organizzazione di una corretta acquisizione della competenza linguistica, risulta oggi impensabile procedere alla riabilitazione dei DSL, della disprassia verbale e delle difficoltà di accesso e di organizzazione lessicale, senza lavorare in maniera specifica e strutturata sull'acquisizione della capacità dell'uso pertinente del gesto.

Inoltre, anche il lavoro sugli schemi motori, in modo particolare quelli legati ai movimenti in sequenza delle dita, all'orientamento visuo-spaziale, alle prassie implicite in abilità motorie più fini e nella gestualità, sembra a oggi un momento fondamentale del processo riabilitativo dei suddetti disturbi.

Occorre che i professionisti che lavorano nell'ambito del linguaggio comincino a sperimentare target abbinati di performance motorie e performance linguistiche, lavorando con moduli strutturati per età mentale e in base alle specifiche competenze motorie via via sollecitate, così da permettere di realizzare un progetto riabilitativo più completo ed efficace e presumibilmente di più rapido raggiungimento degli obbiettivi prefissati.

È necessario dunque che anche dai logopedisti vengano acquisite maggiori competenze nell'ambito della riabilitazione prassica e motoria e che essi facciano proprio un modello riabilitativo di più ampio respiro, in modo da permettere uno sviluppo dei processi cognitivi del bambino più strutturato e più accurato.

Alla luce delle ricerche citate abbiamo in questi ultimi anni focalizzato la nostra attenzione nella valutazione dei casi con DSL, oltre che sugli aspetti relativi all'ambito strettamente linguistico, anche alle correlazioni possibili rispetto alle capacità

---

* I nomi, nel rispetto della legge sulla privacy, sono stati cambiati e inventati.

di coordinazione motoria fine e sequenzialità ravvicinata (in particolare nelle dita delle mani) e uso della gestualità per imitazione e/o a comando.

In un lavoro sperimentale (Razzano e Fionda, tesi di laurea in logopedia 2003), abbiamo voluto esaminare dunque bambini DSL tramite l'APCM, in particolare rispetto alle prove dei micromovimenti delle dita delle mani, sequenzialità e gestualità. I dati per ora raccolti, anche se non sufficienti per una dettagliata analisi statistica, ci sembrano interessanti e soprattutto utili al fine di porre attenzione rispetto al trattamento logopedico a questi aspetti. A livello esemplificativo ci sembra utile descrivere un caso di DSL con segni di disprassia generalizzata e difficoltà prassiche nelle prove suddette. Riportiamo alcune correlazioni evidenziate nella descrizione più dettagliata del caso a testimonianza e verifica di quanto sopra sostenuto, e che è stato possibile analizzare in maniera strutturata nella pratica riabilitativa (sono sempre di più i quadri di questo tipo che si presentano nella quotidiana attività clinica).

Il caso di Fabiana (5 anni e 8 mesi) - DSL con associata goffaggine e difficoltà di coordinazione motoria

Fabiana è giunta alla nostra osservazione all'età di 5 anni e 8 mesi ed è dunque da allora seguita in terapia con la diagnosi di DSL. In realtà è apparso quasi subito in maniera piuttosto chiara come il disturbo fosse più complesso e ascrivibile non alla categoria del puro DSL, ma del DSL con segni di goffaggine e disprassia. Elementi emersi dall'osservazione iniziale:

- difficoltà di coordinazione gesto-parola;
- difficoltà di utilizzo di gesti simbolici complessi, connessa a povertà semantico-lessicale;
- deficit fonologico connesso ad alterazione della mappa semantica;
- difficoltà articolatoria;
- difficoltà nell'esecuzione di gesti e movimenti delle dita;
- generale impaccio motorio e difficoltà nei movimenti fini;
- difficoltà generale nelle procedure di accesso lessicale.

Tali elementi evidenziati hanno spinto verso un approfondimento diagnostico più complesso e verso un intervento legato a un quadro di riabilitazione multifunzionale più strutturato e completo.

Raccolta anamnestica

La gravidanza è stata regolare, nei tempi, senza nessuna problematica rilevante; il parto invece è stato difficile, podalico e con rischio di anossia che si è tentato di arginare con utilizzo della ventosa. La bambina alla nascita presenta ittero, risolto in breve tempo; durante il periodo perinatale non si sono evidenziate problematiche; la risposta all'allattamento al seno e poi allo svezzamento è buona, la bambina è calma e non presenta nessuna difficoltà nello sviluppo delle competenze neonatali. Buono il ritmo sonno-veglia.

Verso i 2 anni è raggiunto il controllo sfinterico. Non ci sono stati ricoveri né malattie importanti nei primi anni di vita. Lo sviluppo della deambulazione invece compare un po' più in ritardo, verso i 17/18 mesi, come pure il linguaggio, comparso intorno ai 15 mesi, all'inizio solo olofrastico poi più strutturato, ma da sempre caratterizzato da una difficile esecuzione a livello fonologico e da un vocabolario piuttosto ridotto; buono invece il livello di comprensione. I genitori riferiscono da sempre una certa goffagine motoria, contrapposta a una grande iniziativa di Fabiana nei giochi motori (descritta come "spericolata"). Solo a partire dai 5 anni ha presentato frequenti problemi da raffreddamento, otiti e tonsilliti, che però negli ultimi due anni si sono notevolmente ridotti.

Alla stessa età sono emersi anche lievi problemi di sovrappeso.

Prima valutazione neuropsicologica

La diagnosi di DSL è stata verificata attraverso una valutazione neuropsicologica e logopedica che ha individuato:

- un repertorio fonetico ridotto e capacità fonologiche alterate (esaminate attraverso il protocollo Bortolini);
- un livello di comprensione linguistica al disotto della norma, individuato attraverso il TROG di Bishop e il protocollo Rustioni;
- un vocabolario ridotto sia in comprensione che in produzione, misurato attraverso le prove di vocabolario prodotte dall'équipe del dipartimento di neuropsichiatria infantile dell'Università La Sapienza di Roma;
- aspetti comportamentali associati, tipici del quadro diagnostico del DSL (enuresi, segni di iperattività e aggressività);
- produzione grafica non in linea con l'età cronologica e mentale, sia per la componente strutturale che per quella ideativa, nonché per la ricchezza espressiva;
- capacità di organizzazione visuo-spaziale e grafo-motoria deficitarie, individuate attraverso il VMI (test di Beery, Fig. 7.1).

Sono stati inoltre utilizzati e riutilizzati a distanza di alcuni mesi, per ottenere una maggiore attendibilità dei risultati e verificare l'andamento della terapia, tre strumenti valutativo-diagnostici:

- scala Wechsler per bambini riveduta (WISC-R);
- Boston Naming Test;
- protocollo di valutazione delle abilità prassiche e coordinazione motoria (APCM, Sabbadini et al.).

La scelta di questi tre strumenti è stata guidata dalla necessità di avere la certezza del livello di sviluppo e del profilo cognitivo della bambina (in realtà la WISC-R andrebbe utilizzata a partire dai 6 anni, ma dato l'alto livello di collaborazione della bambina si è scelto di usarla comunque in alternativa alla WIPPSI, che poteva portare a una lieve sottostima, soprattutto delle capacità cognitive).

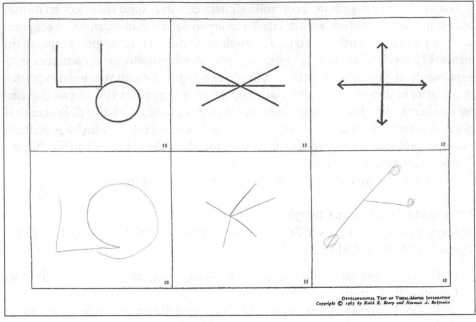

Fig. 7.1. Test di Beery. Copia di disegni geometrici (5 anni e 8 mesi)

Inoltre si riteneva necessario misurare la capacità linguistica a livello di espressione e nelle procedure di accesso lessicale (Boston Naming Test) e infine le capacità prassiche, rispetto alle quali il protocollo APCM è sembrato lo strumento maggiormente in grado d'individuare un profilo completo delle capacità sensomotorie prassiche, gestuali e della coordinazione motoria e sequenziale della bambina. Da tale prima valutazione completa sono emersi i seguenti elementi:

- quoziente intellettivo nella norma, ma cadute significative nelle prove di performance ricostruzione di oggetti e disegno con i cubi, e nelle prove verbali di vocabolario;
- inventario fonetico non completo;
- difficoltà di programmazione ed esecuzione fonologica; povertà contrastiva del sistema fonologico; presenza di *stopping* anteriori e nasali, ancora preferenza sistemica del fonema /t/ nelle sostituzioni di fricative affricate; metatesi, armonie consonantiche e riduzioni di gruppi consonantici; marcata difficoltà elettiva per i fonemi fricativi e affricati;
- difficoltà di accesso lessicale, soprattutto nella capacità di reperimento semantico;
- difficoltà nella programmazione e nell'esecuzione dei movimenti fini;
- difficoltà grafiche;
- difficoltà nella gestualità simbolica e convenzionale;
- difficoltà nelle prove di sequenzialità e nei micromovimenti delle dita;
- difficoltà in tutte le prove implicanti sequenzialità.

Obbiettivi dell'intervento riabilitativo
- strutturare le basi per un'efficace capacità di percezione, programmazione ed esecuzione fonologica;
- ampliare il repertorio fonetico;
- potenziare la capacità di programmazione ed esecuzione della motricità fine, in particolare nelle prassie orali e manuali;
- lavorare su diversi aspetti della sequenzialità; in ambito visivo, uditivo, motorio;
- ottenere un parallelo sviluppo degli schemi di esecuzione dei gesti, della sequenzialità delle dita delle mani e della coarticolazione;
- stabilire una efficace mappa semantica correlata ai gesti;
- costruire un repertorio fonologico e lessicale adeguato all'età cronologica;
- facilitare la motricità fine, l'articolazione e coarticolazione verbale.

Intervento
Il lavoro fatto con Fabiana in fase iniziale è stato un intervento strutturato sull'acquisizione delle capacità di attivazione di processi di programmazione ed esecuzione motoria e prassica, sui movimenti fini e sulle competenze grosso-motorie.

A tale intervento in ambito motorio è stato abbinato un lavoro sulla percezione, programmazione ed esecuzione fonologica, costruendo situazioni di simultanea attivazione delle due competenze, prassiche e fonologiche, attraverso la contemporanea esposizione con metodo bimodale (italiano segnato) gesto e parola.

La modalità utilizzata costantemente è stata il gioco attraverso attività nello spazio, sul tavolino e col PC.

La bambina si è dimostrata collaborativa e in grado di apprendere rapidamente.

Seconda valutazione neuropsicologica
Per la realizzazione della seconda valutazione, oltre all'osservazione libera e strutturata, sono stati utilizzati gli strumenti valutativo-diagnostici già utilizzati nella prima valutazione, ed è stato approfondito l'ambito fonologico con il test PFLI (Bortolini), sì da verificare il livello di progressione delle competenze fonetiche e fonologiche; inoltre è stato rivalutato con le stesse prove anche lo sviluppo negli altri settori già descritti. Dalla seconda valutazione sono emersi i seguenti elementi:

- il profilo cognitivo valutato una seconda volta con la WISC-R risulta nella norma, senza più cadute significative nelle prove di performance, con ancora qualche difficoltà nelle prove verbali in vocabolario e ragionamento aritmetico;
- difficoltà di programmazione ed esecuzione fonologica per parole complesse tri- e quadrisillabiche; quindi miglioramento nella produzione di parole bisillabiche e ad alta frequenza d'uso, ma ancora povertà contrastiva generale del sistema fonologico, presenza di stopping con ancora preferenza del fonema /t/ per le sostituzioni di fricative e affricate. Sono presenti ancora riduzioni di gruppi consonantici; marcata difficoltà elettiva per i suoni fricativi;

- difficoltà di accesso lessicale, soprattutto nella capacità di reperimento semantico, in particolare in fase di rievocazione mnemonica;
- disgrafia e disortografia quasi del tutto risolte;
- buone capacità di lettura, adeguata alle prove MT;
- difficoltà nella programmazione e nell'esecuzione dei movimenti fini con un grosso miglioramento nelle prassie svolte abitualmente e nella coordinazione di più movimenti;
- difficoltà nella gestualità simbolica e convenzionale, solo in situazione di stress emotivo;
- difficoltà grafiche praticamente ridotte (Fig. 7.2).

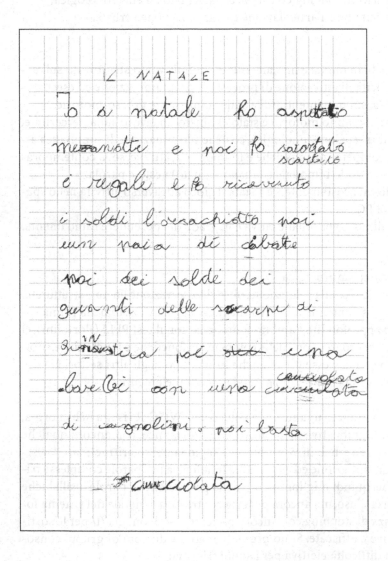

Obbiettivi dell'intervento riabilitativo
- perfezionare un'efficace capacità di programmazione ed esecuzione fonologica nella coarticolazione;
- perfezionare un'efficace capacità di programmazione ed esecuzione della motricità fine, in particolare nelle prassie orali e manuali in sequenza;
- potenziare la capacità di attivazione delle procedure di reperimento lessicale;
- perfezionare la sincronizzazione dello schema di esecuzione del gesto con l'espressione verbale;
- arricchire la mappa semantica correlata ai gesti;
- ampliare la capacità di esecuzione di gesti simbolici e pantomimici;
- stabilizzare un repertorio fonologico e lessicale adeguato all'età cronologica per rendere gli apprendimenti della letto-scrittura sempre più agevoli ed efficaci;
- perfezionare la motricità fine e la coarticolazione a livello di espressione verbale.

Intervento
Il lavoro fatto con Fabiana nella seconda fase è stato dunque un intervento strutturato sulle capacità prassiche, in particolare sui movimenti fini e sui movimenti in sequenza delle dita, onde potenziare le capacità di coarticolazione e inoltre permettere un buon livello di esecuzione della scrittura manuale.

Si è anche proceduto con un lavoro sull'affinamento delle capacità di programmazione ed esecuzione fonologica, costruendo situazioni sempre più complesse con simultanea attivazione delle due competenze, prassiche e fonologiche.

Si è iniziato a strutturare situazioni di ricerca attiva di elementi lessicali e semantici.

Si è inoltre cominciato a lavorare in maniera mirata sulla gestualità convenzionale stimolando l'uso dei gesti rappresentativi e pantomimici.

Rispetto all'apprendimento della lettura, particolare attenzione si è posta alla decodifica e lettura veloce di parole complesse prima ad alta frequenza d'uso e poi a bassa frequenza perché rimanesse inalterata la corrispondenza grafema-fonema-atto motorio.

Ultima valutazione neuropsicologica
Per la realizzazione della terza valutazione, oltre all'osservazione libera e strutturata, sono stati riutilizzati gli strumenti valutativo-diagnostici già detti e i dati emersi sono così riassumibili:

- presenza saltuaria di riduzioni di gruppi consonantici;
- ancora lieve difficoltà elettiva per i suoni fricativi, ma consapevolezza dell'errore e tentativi di autocorrezione;
- solo lievi tracce di difficoltà di accesso lessicale, specie nella capacità di reperimento semantico, soprattutto ancora in fase di rievocazione mnemonica;
- quasi totale scomparsa delle difficoltà nella programmazione e nell'esecuzione dei movimenti fini;

- difficoltà nella gestualità simbolica e convenzionale, solo in situazione di stress emotivo;
- nessuna traccia di disgrafia e disortografia (Fig. 7.3).

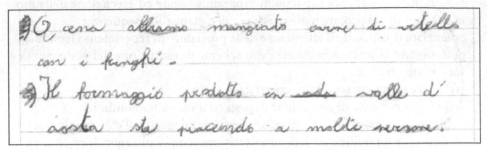

Fig. 7.3. Esempio di scrittura che mette in evidenza l'assenza di disgrafia e disortografia

Obbiettivi dell'intervento riabilitativo
- perfezionare e automatizzare un'efficace capacità di completa organizzazione fonologica;
- potenziare la capacità di attivazione delle procedure di reperimento lessicale nell'ambito della memoria a lungo termine;
- stabilizzare ancora, in modo definitivo, un repertorio fonologico e lessicale adeguato all'età cronologica per rendere gli apprendimenti della letto-scrittura agevoli ed efficaci;
- intervenire sui processi di letto-scrittura in maniera specifica, anche attraverso l'uso della tastiera del computer, per annullare gli effetti delle passate cadute fonologiche e prassiche;
- potenziare le abilità narrative e la capacità di lettura.

Conclusioni
Nella terza fase il progetto terapeutico ha previsto una globalità dell'intervento, ma anche un potenziamento di particolari settori specifici. Si è dato molto spazio a un intervento strutturato sulle capacità di letto-scrittura e ancora su quelle prassiche più complesse. Si è proceduto con un lavoro sull'affinamento delle capacità di programmazione ed esecuzione fonologica, sul potenziamento delle capacità di attivazione delle procedure di reperimento lessicale costruendo situazioni di elaborazione di mappe semantiche sempre più complesse. Rispetto all'apprendimento della lettura, particolare attenzione è stata posta alla comprensione di quanto letto; il lavoro è stato anche portato avanti con l'uso di programmi mirati con PC.

Al momento attuale molti degli obbiettivi sono stati raggiunti; permangono cadute semantiche e prassiche di ridotta entità che si ripercuotono ancora sui processi di apprendimento della letto-scrittura, rispetto ai parametri soprattutto di velocità in rapporto alla correttezza. Buono invece il livello di scrittura autonoma, sia in termini grafomotori che rispetto alla correttezza sul piano ortografico.

Vanno ancora ampliate le abilità sul piano narrativo.

Capitolo 8
Importanza del gioco in terapia

Saper giocare assume un'importanza notevole per un buon terapeuta, ma, anche rispetto alla valutazione del bambino, l'osservazione delle sue capacità nel gioco offre indicazioni essenziali correlabili al suo livello di sviluppo.

Il bambino con il gioco rivela i suoi interessi individuali e i suoi bisogni emozionali, ma anche la sua maturità cognitiva. È attraverso il gioco che si verificano i primi apprendimenti, vista la forte correlazione esistente tra funzione ludica, in particolare simbolica, e sviluppo cognitivo e linguistico.

Nel periodo prescolare, oltre a far emergere la conoscenza sempre più articolata di oggetti e situazioni, i giochi prodotti dai bambini rivelano una capacità di rappresentazione di ruoli sociali e rapporti interpersonali che continua nel tempo a maturare.

Il gioco costituisce pertanto uno strumento ecologico per il trattamento del bambino con difficoltà. Questo strumento va comunque utilizzato con estremo equilibrio in base agli interessi del bambino, alle sue competenze già acquisite e agli obbiettivi che il terapista si propone di raggiungere.

Prima di stabilire come giocare con il bambino, il terapista dovrà individuare:

- prerequisiti per il raggiungimento degli obbiettivi;
- tipologia dell'esercizio da proporre;
- materiale adatto;
- strutturazione idonea dell'ambiente;
- modalità d'interazione con il bambino.

Quest'ultimo elemento risulta di estremo interesse; indica infatti come il terapista gioca, in quale modo comunica con il bambino trasmettendogli input idonei a colmare il gap esistente tra la competenza di partenza e la competenza individuata come obbiettivo. Molto dipenderà sia dalla chiarezza concettuale che dalla capacità empatica del terapista. L'aspetto qualitativo in questo contesto ha un'importanza fondamentale, anche rispetto alla varietà del materiale.

Seppure nella sua funzione di conduttore e mediatore del gioco, è importante che il terapista partecipi attivamente al gioco: deve cioè costituire un valido interlocutore all'interno della pragmatica del gioco per conquistarsi la credibilità del bambino.

Le prime esperienze di gioco si rivolgono all'esplorazione del proprio corpo e quindi degli oggetti che fanno parte del mondo del bambino. Infatti, sin dai primi mesi di vita si attivano l'interesse e la curiosità del bambino verso il mondo che lo circonda, dapprima più rivolti verso gli adulti di riferimento, poi via via verso gli oggetti che gli vengono proposti. Stimolare la curiosità del bambino e l'interazione nel gioco, partendo da situazioni faccia a faccia, per aprirsi poi verso il mondo circostante, è il presupposto dell'evoluzione delle capacità ludiche, sin dall'epoca neonatale.

Piaget (1947-52) considerava il gioco come una di quelle attività che favoriscono lo sviluppo delle funzioni rappresentative. "Il gioco, come utilizzazione delle cose mediante un'attività che è fine a se stessa, comincia, alle origini, quasi col confondersi con l'insieme delle condotte senso-motorie". Egli suggerisce che l'intelligenza nasce dalle azioni ripetitive del bambino, e che quindi i precursori del pensiero si trovano nelle azioni e nelle percezioni del bambino piccolo. Per Piaget "il tatto guida la visione", cioè il bambino impara a riconoscere le proprietà degli oggetti tramite le proprie azioni; infatti secondo Piaget le capacità percettive del neonato nei primi mesi sono molto limitate; ad esempio, per poter percepire gli oggetti come enti solidi costituiti di materia e con proprietà specifiche, riteneva che dovessero prima essere coordinate le funzioni tattili con la visione. In questo senso, il concetto di permanenza dell'oggetto si struttura e si sviluppa, secondo Piaget, in sei stadi successivi e in un arco di tempo di nove mesi, durante il quale la graduale conoscenza dell'oggetto struttura la percezione del bambino.

Il modello di sviluppo di Piaget è dunque così concepito come un'interazione autoregolante tra bambino e mondo o ambiente fisico.

Gibson (1966) propone una teoria della percezione molto diversa rispetto al tradizionale approccio di Piaget, ovvero "la percezione deve essere considerata un processo attivo di ricerca dell'informazione", dove tutti i sensi hanno uguale importanza, tutti contribuiscono alla conoscenza del mondo e degli oggetti che ne fanno parte, la curiosità è l'elemento fondamentale per la conoscenza, se il bambino è immerso in un ambiente adatto e stimolante, che gli permette di servirsi di tutti i canali in grado di dare informazioni.

Nuove tecniche sono state elaborate per esaminare la percezione degli oggetti nella prima infanzia e hanno dato ai ricercatori la possibilità di dimostrare che i bambini già nei primi mesi di vita percepiscono gli oggetti rispetto alle loro caratteristiche specifiche (sanno che possono essere di dimensioni e forme diverse, morbidi o duri, rigidi o flessibili, produrre suoni o essere silenziosi); sin dalla prima infanzia sono dunque preparati a usare la percezione per conoscere il mondo. Sono state fatte molte nuove scoperte sulle relazioni esistenti tra i sistemi sensoriali nella percezione, ad esempio come la visione può specificare le proprietà tattili o come vista e udito siano in relazione tra loro rispetto al riconoscimento degli oggetti.

Rispetto alla percezione della costanza di dimensione e forma dell'oggetto, Bower (1966) ha dimostrato che i bambini già a tre mesi percepiscono questi attributi, ma a patto che siano presenti la possibilità di rotazione del capo e il movimento degli occhi, ai fini di una ricerca attiva nell'ambiente, mettendo quindi in luce l'importanza dell'informazione dinamica nella percezione del bambino piccolo. Benché dunque la percezione non sia appresa, ciò che viene percepito dipende dalle opportunità offerte dall'ambiente circostante.

Il tentativo di raggiungere un oggetto interessante dal terzo mese in poi, e quindi la prensione dell'oggetto, segna una tappa cruciale per l'evoluzione del gioco con l'oggetto, e mette già in luce le possibili difficoltà del bambino rispetto alle modalità di esecuzione dell'atto. Infatti l'evoluzione della prensione e dell'adattamento della mano all'oggetto merita un'attenta osservazione per evidenziare se le capacità del bambino sul piano prassico-adattivo corrispondono ai parametri di sviluppo di tale competenza. Verso i 10-12 mesi il bambino diviene capace di prendere in mano oggetti di piccole dimensioni con una prensione "a pinza" che è propria solo degli esseri umani e che richiede la completa opposizione del pollice rispetto alle altre dita. Questa abilità sarà poi utilizzata per usare piccoli strumenti quali la penna per scrivere o l'ago per cucire. Altra tappa fondamentale è costituita dalla capacità di coordinare tra loro i movimenti di entrambe le mani. Se si presenta infatti un oggetto a un bambino di sei mesi quando già ne tiene in mano un altro, per afferrare il secondo farà cadere il primo, in quanto possiede ancora uno schema d'azione sufficiente solo per trattare un oggetto alla volta.

Tale capacità sarà appresa dopo il sesto mese, ma solo a partire dall'8-9 mese il bambino sarà in grado di spostare l'oggetto che non vuole più in luogo sicuro per prenderne un secondo e un terzo. Questo significa che le azioni di raggiungere e afferrare guidate dalla visione debbono essere coordinate con la capacità di mantenere in memoria un obbiettivo.

Comunque dalla prensione e dall'afferramento dell'oggetto desiderato dipendono altre fasi successive, ovvero l'esplorazione, il mettere in bocca, il passaggio da una mano all'altra, la possibilità di osservarlo, manipolarlo, batterlo e percuoterlo; infine i giochi di routine, come ad esempio mettere dentro e tirare fuori oggetti da un contenitore, o buttare l'oggetto per terra quindi seguirne la traiettoria fino alla sua scomparsa. Tutto questo evolve nel primo anno di vita e diventa prerequisito di ulteriori abilità.

Attività esplorativa e uso funzionale dell'oggetto

Il comportamento esplorativo dei bambini dai 6 ai 20 mesi evolve in maniera consistente da schemi generici a schemi specifici.

Lo schema generico viene applicato in maniera indifferenziata a tutti i tipi di oggetti: per esempio il bambino applica lo schema del battere o del mettere in bocca qualsiasi oggetto che capita alla sua portata, sia esso una rotella, una bambola, una macchinetta.

Lo schema specifico viene riservato in maniera esclusiva e prevalente a un oggetto o a una classe di oggetti in relazione alle proprietà funzionali che l'oggetto possiede.

Intorno ai 9-10 mesi il bambino sarà in grado di utilizzare in modo semiappro-
priato un oggetto e inserire degli oggetti all'interno di un contenitore.

Siamo nella fase degli schemi cosiddetti *presimbolici,* attraverso i quali il bambino scopre la funzione e inizia ad utilizzare gli oggetti reali. A partire dai 12 mesi infatti il bambino inizia a pensare agli oggetti in modo sempre più indipendente dalla propria azione immediata, dotandoli quindi di proprietà che, sebbene vengano
evidenziate attraverso l'azione, sono considerate come intrinseche alle cose (dipendenti cioè dal modo in cui gli oggetti sono fatti).

Questa fase di gioco è detta degli schemi *autosimbolici,* in cui quegli stessi schemi di azioni sperimentati nell'uso quotidiano vengono riprodotti nella modalità del
fare finta su se stesso. La finzione implica un comportamento familiare e ben prati-
cato, come per esempio prendere il cucchiaio per fare finta di mangiare, inclinare la
testa come per bere da una tazza vuota o chiudere gli occhi fingendo di dormire.

In queste prime forme di gioco, i materiali utilizzati sono oggetti comuni per il
bambino ma è importante che il comportamento del bambino, denunci che l'utilizzo di quegli oggetti avvenga, per esempio, nell'atto del mangiare e del dormire, senza nessun desiderio apparente di cibo o sonno. Questi giochi di *fare finta* rappresentano in realtà schemi d'azione con oggetti conosciuti; tale capacità correla con la
capacità di denominare (Sabbadini e Leonard, 1995).

Dopo essersi esercitato nel gioco di far finta su se stesso, il bambino inizierà a
porre in atto gli schemi d'azione su altri. Questo momento viene detto *schema di
gioco simbolico decentrato* e si sviluppa intorno ai 14-15 mesi. Il gioco acquisisce la
caratteristica di un decentramento della condotta del bambino la cui attenzione si spo-
sta da se stesso agli altri: egli può fingere di dar da mangiare a diversi soggetti come
la bambola, ma contemporaneamente al pupazzetto di peluche e alla mamma.
Imparerà anche a interpretare il ruolo di persone diverse.

Il significato di questo processo di decentramento per lo sviluppo del pensiero simbolico fa riferimento all'aumentata capacità del bambino di adottare la prospettiva
di qualcun altro, che collega lo sviluppo del pensiero simbolico alla consapevolezza
di sé e degli altri (Tomasello, 1999).

In questa fase si sviluppa anche la gestualità a valenza comunicativa, con giochi
di routine e gesti simbolici.

Passaggio dal gioco con l'oggetto al gioco simbolico

Tappa cruciale per lo sviluppo e il passaggio dal gioco con gli oggetti familiari al
gioco simbolico è l'evoluzione dallo schema d'azione con l'oggetto *neutro.*

Piaget nei suoi lavori fornisce la più dettagliata teoria sullo sviluppo del gioco
simbolico. Questo si evidenzia nella progressiva separazione tra l'azione e l'oggetto
concreto che la rappresenta, che culminerà nella piena differenziazione tra significato e significante, caratteristica della prima relazione simbolica.

Il simbolo si basa su una corrispondenza tra l'oggetto presente che ha il ruolo di

significante e l'oggetto assente significato simbolicamente. Ciò comporta la rappresentazione, la riproduzione cioè d'immagini mentali che si riferiscono all'oggetto
posto al difuori del campo percettivo.

Dall'esercizio senso-motorio si passa dunque al gioco simbolico, per approdare
infine dapprima al gioco con sequenze prestabilite, quindi al gioco con regole e al gioco di costruzione. Tutto ciò capita in un arco di tempo che va dal primo anno di vita fino ai 7 anni. Non solo le diverse categorie di gioco cambiano e si evolvono lungo questa sequenza ordinata, ma una gerarchia cronologica corrispondente al sottostante sviluppo strutturale esiste anche all'interno di queste stesse forme di gioco.

Bisogna comunque anche tenere presente che nel gioco in generale, ma soprattutto nel gioco del *far finta*, i bambini riversano in maniera automatica e completa
tutte le loro esperienze. Questo è condizionato sia dalla motivazione che da quello che
i bambini riescono a rappresentare attraverso l'azione o il linguaggio.

Tra i lavori classici rispetto all'importanza dello sviluppo del gioco vogliamo sottolineare l'apporto di Vygotskij, che evidenzia in primis la necessità dell'interazione
sociale e del concetto di zona prossimale di sviluppo, ovvero quel confine che mar-
ca la differenza tra ciò che può essere risolto dal bambino senza aiuto e ciò che può
essere risolto con un minimo aiuto da parte dell'adulto, in una situazione ludica in-
terattiva.

Vygotskij afferma che nel gioco il bambino agisce a un livello superiore alla sua
età media e al suo comportamento quotidiano; nel gioco egli si esprime molto al di
sopra di se stesso; infatti il gioco, anche se attuato in assenza d'istruzioni esplicite da
parte dell'adulto, può implicare l'uso di manufatti e oggetti forniti dal contesto sociale e culturale ("giocattoli") e può inoltre comportare l'assunzione di ruoli cultu-
ralmente definiti (insegnante, madre, padre, dottore, conducente di autobus, ecc.).

Inoltre è nel gioco che si sviluppa e si affina la capacità di autoregolare le proprie
azioni attraverso il linguaggio direttivo della condotta che i bambini spontaneamente usano sia nel gioco da soli, che insieme con adulti e coetanei.

La produzione simbolica nel gioco è quindi il risultato di ciò che i bambini vogliono
esprimere nei termini in cui lo sanno rappresentare.

Solitamente dopo i 18-20 mesi si afferma il *vero e proprio gioco simbolico*: la finzione diventa sempre più indipendente dai tratti dell'immediata simulazione. Il bambino è in grado di sostituire un oggetto con un altro (oggetto neutro) che non ri-
chiama direttamente l'oggetto sostituito. Quindi, pur conoscendone la reale funzione può utilizzare un blocchetto delle costruzioni come se fosse un'automobilina oppure una matita come aeroplano (Thal e Bates, 1988).

Una dimensione importante di questa fase di gioco è quindi la decontestualiz-
zazione come abilità di produrre azioni con oggetti simbolo o in un contesto diverso da quello usuale. Il gioco diverrà più flessibile, complesso e con aspetti sempre più generalizzabili e simbolici. I bambini avranno quindi capacità di assumere
diversi ruoli nel gioco e sostenere un tema preciso, anche in assenza di materiali
reali e concreti.

Un'altra situazione evoluta del gioco simbolico è l'utilizzazione creativa della pasta di sale o di materiale similare, perché costituisce *l'oggetto neutro* che può assumere, attraverso la creatività, tutte le forme possibili (Sabbadini et al., 2002).

Il gioco simbolico ha origine quando si verifica almeno una delle condizioni seguenti:

- il soggetto adopera un oggetto come se questo fosse un altro oggetto;
- il soggetto attribuisce all'oggetto proprietà che questo non possiede;
- il soggetto si riferisce a oggetti assenti come se questi fossero presenti.

Dai 24 ai 30 mesi i bambini sviluppano in genere la capacità di usare una sequenza di più azioni di fare finta nell'ordine giusto (ad esempio prepara e mangia il cibo). Crescendo, il bambino sarà in grado di ampliare la sequenza aumentando il numero degli schemi d'azione collegati in modo coerente (Thal e Bates, 1988).

Nelson et al. (1986) sottolineano che la rappresentazione di un evento in sequenze con ordine temporale fisso è facilitata quando il gioco tende a rappresentare ciò che è stato definito *script*. Esso costituisce una sequenza stabile di azioni appropriate, relative a un particolare contesto spazio-temporale che ricorrono frequentemente nell'esperienza sociale del bambino, organizzate secondo un preciso scopo, con ruoli e personaggi facilmente identificabili. La possibilità di uso, da parte del bambino, di taluni oggetti facenti parte del suo ambiente di vita, lo aiuta a rievocare *script* o eventi. Questi oggetti assumono quindi ruolo di mediatori di eventi sociali. I pupazzi con i quali gioca il bambino assumeranno via via ruoli più attivi in cui compiono azioni per se stessi, come la bambola che dà la pappa al cagnolino.

Dopo i 36 mesi il gioco simbolico assomiglia sempre più a una drammatizzazione: un gruppo di bambini collabora nello svolgimento di un tema nel quale essi assumono dei ruoli, seguendone le regole di comportamento. La drammatizzazione è infatti centrata sulle persone e non sugli oggetti, e costituisce una forma molto avanzata di gioco simbolico. In questa fase i bambini sviluppano la capacità di dirigere la propria condotta con pensiero interno, organizzando giochi simbolici in sequenze ordinate. È solo dai 5 anni in poi che i bambini riescono:

- a integrare in maniera originale i contenuti di due diversi *script*;
- a modificare la sequenza canonica di uno *script*, mantenendo una logicità rispetto agli eventi;
- a elaborare la trama coerente di un episodio di gioco;
- a introdurre nel gioco la descrizione di eventi passati.

Gioco e gioco simbolico nei DSL

La capacità di utilizzare i simboli costituisce, come abbiamo detto, il prerequisito comune sia al gioco simbolico che alla strutturazione del linguaggio; è un momento importante per lo sviluppo cognitivo del bambino in quanto stimola e allena il pensiero astratto, la creatività, l'abilità di soluzione dei problemi, l'autocontrollo.

Il gioco simbolico si fonda sulla rappresentazione della realtà, come il linguaggio si fonda sull'uso simbolico convenzionale delle parole che sono la rappresentazione dei significati: linguaggio e gioco sono dunque fenomeni paralleli; è determinante ai fini dello sviluppo complessivo del bambino, considerato che è alla base dell'interazione sociale infantile; durante il gioco di fare finta, l'attività dei bambini si svolge attorno a significati che sono soprattutto relativi a un sapere sociale.

Il contributo che l'adulto può dare in questo ambito è molto importante, anche rispetto allo stretto legame tra gioco simbolico e sviluppo della competenza narrativa. Il gioco simbolico e l'imitazione di giochi di finzione alimentano infatti la competenza narrativa. Le attività che sorreggono l'evoluzione dal gioco simbolico alla narrazione sono:

- il dialogo tra adulto e bambino su un libro illustrato, la possibilità di drammatizzare insieme gli eventi assumendo ruoli prestabiliti;
- il racconto, quindi, di storie narrate e poi drammatizzate, inerenti a *script* ovvero a esperienze di vita del bambino.

Infatti la competenza narrativa non si costruisce in maniera improvvisa, ma è legata a un processo di conoscenza che s'innesca su capacità e abilità che debbono essere già possedute, in particolare l'acquisizione e lo sviluppo di competenze pragmatiche.

Va considerata la capacità di rappresentazione di oggetti e situazioni non presenti e da rievocare, che inizia a comparire nel secondo anno di vita e che continua a svilupparsi in maniera sempre più elaborata.

Quindi le competenze alla base della funzione linguistica sono:

- conoscenza degli oggetti e delle relazioni esistenti tra persone, oggetti ed eventi;
- comportamento simbolico implicito nel gioco, che assume così una funzione referenziale;
- comunicazione intenzionale, ovvero consapevolezza della possibilità di utilizzare gesti comunicativi ed espressione verbale come mezzi per l'interazione sociale, per commentare, ottenere l'oggetto desiderato, chiedere aiuto o informazioni da altri.

Il comportamento dei bambini con DSL, non differisce molto da quello dei bambini normali per quanto riguarda la quantità d'investimento con giocattoli od oggetti noti. Tuttavia:

- usano meno il gioco decentrato (uso di gioco con oggetto-bambola o altra persona);
- possiedono meno capacità di usare l'oggetto neutro o di far finta in assenza dell'oggetto appropriato;
- spesso mostrano una ridotta e carente capacità gestuale sia di gesti rappresentativi transitivi che intransitivi;
- hanno difficoltà in giochi che implichino movimenti in sequenza delle dita delle mani;
- presentano notevoli difficoltà nel gioco simbolico in sequenza, le sequenze di gioco simbolico sono meno sviluppate e inferiori di numero;
- l'uso di set strutturati e di *modeling* non riduce completamente la discrepanza (Rescorla, 2001);
- permangono spesso difficoltà narrative e difficoltà a elaborare la trama coerente di un episodio di gioco oltre a difficoltà nell'introdurre nel gioco la descrizione di eventi passati;
- difficoltà ad usare connettivi causali e funzioni pragmatiche in situazioni di gioco e scambio con coetanei e/o adulti.

Il gioco nella disprassia

Il bambino disprattico presenta, come abbiamo già detto, deficit di coordinazione motoria e deficit percettivi, quindi lo sviluppo di quella importante fase della conoscenza che è lo schema d'azione con l'oggetto avviene spesso in ritardo in quanto sono carenti:

- la funzione visivo-oculomotoria, in particolare la capacità di fissazione e inseguimento, quindi l'esplorazione dell'oggetto;
- la coordinazione motoria, quindi la prensione, la manipolazione dell'oggetto e la conoscenza delle funzioni a esso intrinseche;
- le abilità nella coordinazione delle dita delle mani e nell'esecuzione di gesti per imitazione e a comando.

Le abilità a livello gestuale sono carenti per quanto riguarda sia gesti rappresentativi che non rappresentativi.

Come abbiamo già detto è importante saper differenziare gesti non significativi (come ad esempio la diadococinesi, la pronazione e la supinazione della mano, l'opposizione pollice indice), e gesti significativi o rappresentativi, (come ad esempio fare giochi di routine, tipo farfalline o gesti simbolici, quali ok, viva, pistola ecc.).

È inoltre importante considerare l'aspetto sequenzialità (Denckla, 1973), sempre deficitario nei bambini disprattici, sia nel compito di *tapping* con la mano o le dita e nell'opposizione in sequenza delle dita delle mani, e infine nelle sequenze di gesti simbolici.

Nel bambino disprattico si deve dunque considerare e sollecitare l'uso dei gesti; tra i gesti deittici in particolare l'uso dell'indicazione; ci sembra importante tener presente che l'Indicazione (*pointing*), ovvero l'uso del dito indice, implica la capacità di differenziare un dito dalle altre dita delle mani e di saper utilizzare il movimento appropriato. Spesso il bambino deve essere aiutato a eseguire correttamente e non in maniera approssimativa tale gesto, facendogli sentire e vedere passivamente la posizione corretta e quindi facendogliela "percepire" a livello cinestesico (giochi a occhi chiusi).

Vanno quindi potenziati i giochi di routine con l'uso delle mani. Si possono utilizzare dei rinforzi musicali per motivare il bambino a usare le singole dita, utilizzando la tastiera o delle campanelle.

Dal gesto singolo con una mano si deve quindi passare all'uso delle due mani e all'esecuzione di movimenti in sequenza. Rispetto ai gesti simbolici è fondamentale ricordare la progressione da un gesto singolo con una mano e poi con due mani e quindi la realizzazione di sequenze, fino ad arrivare all'uso della pantomima, cioè del gesto rappresentativo di un oggetto. Da questo momento in poi lo sviluppo del gioco simbolico diventa un aspetto prioritario della valutazione e del trattamento del bambino disprattico.

A causa però dell'incoordinazione nei movimenti grosso-motori e/o nei movimenti fini, si evidenziano spesso difficoltà a relazionarsi con gli oggetti, con conseguente disincentivazione nell'esecuzione del gioco e nella sua progressione.

Nella terapia della disprassia svolgono quindi un ruolo fondamentale i giochi di tipo percettivo-motorio. Questo tipo di giochi deve aiutare il bambino a sviluppare la conoscenza e l'uso del suo corpo in modo che lavori al massimo dell'efficienza potenzialmente conseguibile, sì che possa muoversi come, quando e dove lo richieda la situazione, facendo in modo che i suoi organi di senso siano in grado di dare informazioni accurate ed elaborabili a livello superiore.

Nel processo di acquisizione delle informazioni dalla realtà esterna tutti i cinque sensi sono fondamentali, anche se, come abbiamo già detto, il senso della vista spesso esercita un predominio su tutti gli altri. Tuttavia anche le altre vie sensoriali dovrebbero essere sviluppate il più possibile. Altro aspetto estremamente importante è potenziare la capacità di prestare attenzione.

I giochi percettivo-motori permettono inoltre al bambino di acquisire fiducia in sé stesso. L'esecuzione del gioco gli permette di confrontarsi con la riuscita, facilmente e concretamente evidenziabile, dello stesso. Egli acquista così una crescente sicurezza della sua capacità.

Capitolo 9
Giochi e attività mirate

Iurato E., Michelazzo L., Lorenna S.

Questi giochi sono in realtà degli esercizi che usiamo in terapia per il raggiungimento di determinati obbiettivi e che abbiamo individuato come i più significativi per esemplificare la nostra metodologia d'intervento.

Riteniamo che per sviluppare determinate abilità sia necessario definire i requisiti impliciti e sottesi a specifiche competenze; saranno quindi illustrati di seguito alcuni esempi di giochi, raccolti sessione per sessione, per tenere presenti tutti gli ambiti previsti nell'APCM.

La maggior parte di queste attività può essere svolta in sedute individuali, terapista-bambino, ma anche in piccoli gruppi (tre-quattro bambini con due terapisti) o ancora con due bambini alla volta per i quali sono stati individuati i medesimi obbiettivi da raggiungere. Alcune attività diventano più stimolanti e accettabili per il bambino se vengono svolte insieme a un coetaneo o all'interno di un piccolo gruppo. Il lavoro terapeutico si amplifica infatti nel gruppo di bambini, rendendo il singolo capace d'impegnarsi a eseguire un compito al di là di quanto le sue condizioni di base sembrerebbero permettergli.

Nel gruppo vengono esplicitati due concetti importanti: la funzione del linguaggio che guida l'azione e la potenzialità del bambino che si espande nel rapporto con i coetanei. Il linguaggio è comunicazione e in un lavoro di gruppo si possono attivare delle condizioni affinché trovi la sua massima espressione.

Nel gruppo, inoltre, anche il comportamento motorio ha significato relazionale, nel senso che è intimamente collegato alla vita affettiva. Questa si riflette sul tono muscolare e sulla modalità espressiva delle attività motorie; a volte il bambino, per scaricare una tensione emotiva che può derivare anche dall'insicurezza di affrontare un compito, s'irrigidisce presentando ipertono oppure attivando un comportamento motorio non controllato, come nel caso di movimenti involontari associati. Spesso la tensione emotiva può esplicitarsi con manifestazioni d'iperattività.

La motivazione svolge un ruolo importante per la crescita del bambino; fornendo una cornice ludica, attraverso l'interazione s'intende proporre un intervento strutturato e finalizzato al superamento delle difficoltà per sviluppare competenze comunicative e potenziare la conoscenza del sé. Confrontarsi con i propri pari, anche in una sorta d'implicita competizione, può costituire una spinta per l'apprendimento. Lo spazio gruppale, rappresentato da persone e cose condivise, diviene il contesto all'interno del quale ciascun bambino può essere chiamato ad apprendere in qualità di soggetto attivo, sollecitato a manifestare autocontrollo e autoregolazione attraverso lo scambio con l'altro. Il bambino impara così anche le regole sociali di rispettare il turno, condividere l'esperienza e gli oggetti del gioco e tollerare piccole frustrazioni, oltre che a misurarsi con sé e con gli altri.

I giochi che proponiamo aiutano il bambino a dilatare i suoi tempi di attenzione, a sentire meglio se stesso e il suo corpo e a potenziare le sue capacità di linguaggio, soprattutto inteso come capacità di regolazione della condotta, tenendo presente che gli obbiettivi finali sono l'autoregolazione e il controllo dell'azione.

Questo significa che in ogni attività è implicito un lavoro costante sui meccanismi di controllo. Per questo, in molti dei giochi e delle attività descritte è spesso implicita la componente relativa all'attenzione divisa e a più canali (*attenzione simultanea*), che rappresenta un affinamento e un contenimento dei tempi e delle modalità attentive su attività differenziate a difficoltà crescente.

Il nostro lavoro è in gran parte centrato ad abituare il bambino a "filtrare" gli stimoli, riconoscere quelli rilevanti ed escludere tutto ciò che è irrilevante, abituandolo a tenere insieme più informazioni alla volta. Ad esempio, associando la respirazione al movimento, o chiedendo al bambino di ripetere sequenze automatiche, tipo i giorni della settimana o la cantilena dei numeri mentre esegue dei compiti motori o funzioni adattive. Infine si fanno domande più dirette a seconda dell'età e delle capacità del soggetto. Il bambino *mentre* fa il movimento deve respirare e rispondere a quesiti cognitivi *senza fermarsi;* in questo modo sarà allenato a *fare* e *pensare* nello stesso tempo.

Secondo un'impostazione metodologica che vuole ribadire l'importanza di potenziare alcune funzioni che troviamo più carenti nel bambino diprattico e spesso anche nei disturbi specifici di apprendimento, abbiamo scelto di focalizzare la nostra attenzione su alcune attività che mirano a potenziare:

Funzioni di base
- recettività sensoriale;
- coordinazione respiratoria;
- atteggiamento posturale.

Schemi di movimento
- coordinazione motoria globale e schemi crociati;
- oculomozione;
- movimenti fino-motori e coordinazione delle dita delle mani;
- capacità sequenziali.

Funzioni cognitivo-adattive
- abilità grafo-motoria;
- gesti simbolici e sequenze di gesti;
- abilità costruttive.

Seguono alcune schede con proposte di giochi ed esercizi nei vari ambiti

Funzioni di base

■ Recettività sensoriale: tatto, udito, vista

Attività	*Obbiettivo/abilità*
Si fa distendere il bambino su un tappetino a piedi nudi e si fa rotolare una pallina di gomma morbida sulla pianta del piede e sulle parti del corpo, dove mostra più fastidio al contatto. Si può praticare anche un massaggio profondo e insegnare al bambino come si fa. Si consiglia di accompagnare l'esercizio con una musica rilassante, gradita al bambino.	Stimolare una graduale tolleranza al contatto sulle parti del corpo più sensibili.

Attività	
Si fa sedere il bambino su una sedia a piedi nudi e si posiziona sotto la pianta del suo piede una pallina di gomma che il terapista prima, poi il bambino stesso, farà ruotare dalla punta al tallone. Si può variare la grandezza e la consistenza delle palline.	

Attività	*Obbiettivi/abilità*
Vengono registrati dei rumori provenienti da fonti diverse (elicottero, lavatrice, sirena...) e il bambino deve indovinare la fonte sentendo però un frammento che varia per durata e intensità.	Stimolare una graduale tolleranza ai rumori intensi; riconoscimento di rumori associati al significato con intensità crescente.

Osservazioni
È importante prima accertarsi quali sono i rumori che il bambino non tollera, se forti.

Attività	
Vista: eliminare fonti luminose troppo intense se fastidiose.	

■ Respirazione

Attività	*Obbiettivo*
In posizione supina, dopo aver inspirato, spingere le mani aperte in avanti lungo il corpo in fase di apnea; far eseguire poi una lunga espirazione.	Apprendimento e propriocezione delle diverse fasi della respirazione.

Attività	*Obbiettivi/abilità*
Gioco dell'altalena: due bambini, tenendosi per mano, si posizionano uno di fronte all'altro a gambe divaricate, le ginocchia flesse e la schiena dritta. Uno dei due inspira profondamente e mentre espira - con un tempo doppio - si piega in avanti. L'altro bambino aspetta il compagno che si rialza e rifà lo stesso movimento.	Respirazione profonda, percezione corporea, concentrazione corporea.

Attività
Il bambino è sdraiato su un materassino in posizione supina, tenendo un palloncino sulla pancia che può abbracciare. Da questa posizione respira in modo regolare e osserva il movimento del palloncino che si alza e si abbassa secondo il movimento dell'addome, nell'atto respiratorio. Questo esercizio aiuta il bambino a comprendere la respirazione addominale.
Variante: si può associare al movimento del palloncino uno stimolo sonoro che varia d'intensità.

Obbiettivo/abilità
Prendere consapevolezza delle fasi di inspirazione ed espirazione relative alla respirazione diaframmatica.

Attività
Pallina del soffio. È un gioco tradizionale (una sorta di pipa) dove soffiando nella pipetta si può mantenere una leggera pallina in aria. Il gioco, gradito molto dai bambini, può stimolare maggiormente il controllo naso-bocca.

Attività
Respirazione con esercizi dal metodo yoga per bambini
L'esercizio di respirazione yoga è proposto nel seguente modo: il bambino sta seduto per terra con le gambe incrociate e la schiena dritta. Il terapista chiede al bambino di chiudere gli occhi e portare le mani sul diaframma, quindi di gonfiare la pancia inspirando dal naso; nel corso dell'esercizio (fase di inspirazione) deve poi far scorrere le mani sul petto e continuare a inspirare. Infine (fase di espirazione) con le mani sulle spalle e sollevando i gomiti deve far uscire l'aria dal naso piano piano e poi abbassare le spalle e le braccia.

Obbiettivi/abilità
Alternanza naso-bocca; atteggiamento posturale; concentrazione corporea.

Osservazioni
Nell'atto espiratorio si può, in una seconda fase, chiedere al bambino di far uscire l'aria dalla bocca sperimentando l'alternanza naso-bocca.

Attività
Fare una gara a chi riesce a gonfiare con una sola respirazione maggiormente un palloncino.

Obbiettivo/abilità
Aumentare il volume del flusso d'aria.

Osservazioni
Questa attività è più gradita se svolta nel piccolo gruppo.

Attività
In posizione supina, dopo aver preso aria, la tensione muscolare di contrazione viene convogliata su una sola parte del corpo in fase di apnea, mentre il resto del corpo rimane rilassato: in fase di apnea si chiude a pugno solo la mano destra. Quindi si espira l'aria e dopo un'altra inspirazione, mentre la mano destra si rilassa come tutto il resto del corpo, la mano sinistra viene chiusa a pugno. Quindi si può procedere con la gamba destra e poi con la sinistra.

Obbiettivi/abilità
Coordinare la respirazione con la propriocezione ed il controllo di segmenti corporei; respirazione e attenzione simultanea.

■ Postura

Nell'esecuzione delle diverse attività è importante insegnare al bambino a controllare la postura.

Attività	*Obbiettivi/abilità*
Esercizi yoga (alcuni esempi)	Postura; rafforzamento della muscolatura delle spalle, delle braccia e delle gambe.

Mulino a vento: il bambino si posiziona seduto sulle ginocchia, con la schiena ben dritta e le braccia tese in fuori. Chiude le mani a pugno e ruota le braccia come pale di un mulino.

Farfallina: il bambino, seduto con le gambe piegate, deve afferrare con le mani i piedi. Tenendo la schiena dritta deve spingere le ginocchia a terra più volte, come una farfallina.

Attività	*Obbiettivi/abilità*
La foca agile: il gioco consiste nel portare sulla testa o sul naso degli oggetti (fogli di giornali, scatole, lattine...) in equilibrio e fare dei percorsi vari.	Postura eretta e stabile; controllo del tronco; concentrazione; equilibrio.

■ Percezione tattile

Attività	*Obbiettivi/attività*
Gioco del tocco magico: un bambino verrà toccato su una parte del corpo da un altro bambino mentre è a occhi chiusi; poi, sempre restando a occhi chiusi, dovrà toccarsi con l'indice nello stesso posto.	Riconoscimento al tatto.

Attività
I bambini si mettono in gruppo sotto un lenzuolo mentre un bambino rimane fuori. I bambini che sono sotto a turno tenderanno fuori del lenzuolo una parte del loro corpo, tipo un piede o una mano o una gamba. Il bambino che è fuori dovrà indovinare e nominare a occhi chiusi di quale parte del corpo si tratta.

Osservazioni
Il gioco si costruisce meglio nell'ambito del piccolo gruppo.

Attività
Mettere diversi oggetti in un sacchetto e sollecitare il riconoscimento tattile.
Possono essere oggetti di diverso genere come quelli di uso quotidiano che ben conosce il bambino, oppure oggetti relativi alle diverse categorie semantiche come frutti o animali, oppure formine bidimensionali tonde, quadrate, triangolari di diverse dimensioni. Chiedere al bambino di scegliere e identificare ogni oggetto.

Osservazioni
Il bambino deve saper riconoscere e identificare gli oggetti e le diverse forme che gli verranno proposte, facendogliele vedere e manipolare prima d'iniziare l'attività.

Obbiettivi/abilità
Stereoagnosia; stimolare il formarsi dell'immagine mentale attraverso l'esperienza percettiva di un solo canale sensoriale.

Attività
Riconoscimento di una sequenza di forme dietro uno schermo
Il bambino deve riconoscere una sequenza di forme diverse, poi rifare la sequenza sul suo piano di lavoro.

Osservazioni
Tale esercizio si può fare con bambini che hanno una buona capacità sequenziale già valutata anche in altri versanti.

Obbiettivo/abilità
Stimolazione tattile associata alla capacità di sequenziare.

Attività
Con una torcia si puntano vari oggetti o disegni conosciuti dal bambino posti in diversi punti dello spazio, in una stanza oscurata; si chiede al bambino di nominarli e quindi di toccarli quando verranno illuminati.

Osservazioni
È un gioco molto amato dai bambini e aumenta la loro motivazione e capacità di osservazione.

Obbiettivo/abilità
Stimolare oltre alla recettività visiva e tattile il focus dell'attenzione.

Attività
I bambini si mettono in fila indiana. L'ultimo della fila propone ed esegue un segno lungo la schiena di colui che gli sta davanti e quest'ultimo deve riproporre, in base alla sua percezione e interpretazione, lo stesso segno. Il primo della fila, ricevuto il messaggio confronta con i compagni se la ricezione è stata corretta rispetto alla trasmissione.

Obbiettivi/abilità
Propriocettività; rappresentazione.

■ Rilassamento segmentale

Attività	*Obbiettivo*
Esercizi di contrasto	Rilassamento braccia, mani e dita.

Esercizi di contrasto
- Stringere le mani a pugno e poi aprirle prima di colpo e poi gradualmente.
- Stringere le braccia e poi rilasciarle di colpo.
- Stringere con le mani e le dita delle palline di spugna.
- Spingere con il palmo della mano contro il muro e poi lasciare.
- Poggiarsi con le dita su un piano, fare pressione e poi sollevarle.
- Stringere delle mollette con le dita.
- Tendere con le braccia una banda elastica e lasciare.

Schemi di movimento

■ Equilibrio - Coordinazione motoria globale - Schemi crociati - Sequenzialità

Attività

Posizione dell'albero: in piedi, con le braccia in fuori, alzare una gamba, mettendo un piede dietro l'altro ginocchio, con la gamba in fuori. Chiedere al bambino di rimanere in equilibrio su ciascun piede separatamente.

Obbiettivi/abilità

Dirigere l'attenzione del bambino sulla corretta posizione che il corpo deve assumere; capacità di mantenere l'equilibrio.

Osservazioni

Inizialmente permettere al bambino di tenersi, appoggiando il braccio del lato in equilibrio a un sostegno. In alternativa, il bambino può appoggiare il suo piede sollevato su una palla di dimensioni appropriate.

Attività

Estendere l'attività precedente richiedendo al bambino di rimanere in equilibrio su ciascun piede su superfici diverse quali la sabbia o un cuscino.

Obbiettivo/abilità

Equilibrio.

Osservazioni

L'esercizio può prevedere anche di tenere una busta di fagioli in ogni mano con le braccia distese in orizzontale.

Attività

Gioco 1-2-3 stella: chi dirige il gioco conta lentamente a occhi chiusi, mentre gli altri si spostano nello spazio. Appena il direttore dice "stella", i bambini devono fermarsi mantenendo la posizione del momento.

Obbiettivi/abilità

Equilibrio; concentrazione, attenzione.

Attività
Esercizio di equilibrio con la trave. Incoraggiare il bambino a respirare regolarmente durante l'esercizio. Si può inoltre estendere l'esercizio ponendo delle domande al bambino (il nome dei genitori, nominare i numeri pari ecc.).

Osservazioni
L'utilizzo di travi di equilibrio sviluppa nel bambino la consapevolezza del centro di gravità del suo corpo. Incoraggiare il bambino a distribuire il suo peso prima su una gamba e poi sull'altra.

Obbiettivi/abilità
Equilibrio; respirazione nel movimento; attenzione simultanea.

Attività
Dare al bambino una racchetta con il manico corto e la superficie ampia. Tenere la racchetta in orizzontale e posizionare una busta di fagioli sulla superficie. Chiedere al bambino di camminare tenendo in equilibrio la busta di fagioli sulla racchetta. In seguito si può usare una piccola palla di spugna.

Osservazioni
Osservare la mano non utilizzata. Se è chiusa o se ci sono movimenti parassiti utilizzare una palla da tennis per distendere le dita.

Obbiettivi/abilità
Equilibrio; attenzione corporea; controllo dei movimenti associati.

Attività
Tracciare sul pavimento con del nastro adesivo grande e colorato una linea da seguire. Il bambino sarà invitato a camminare ruotando su sé stesso come una trottola con le braccia in fuori lungo la direzione segnata.

Obbiettivo
Saper mantenere un percorso nonostante la difficoltà a mantenersi in equilibrio.

Attività
- Saltelli in avanti e indietro portando prima avanti la gamba destra e tornando indietro con la gamba sinistra e viceversa.
- Saltelli a destra e a sinistra portando prima a destra una gamba e chiudendo con l'altra e viceversa.
- Saltelli misti: i due schemi prima esposti vengono eseguiti alternati.
- Saltelli con domande: il bambino mentre salta deve rispondere a domande di tipo automatico (contare, mesi dell'anno, numero telefonico…) o cognitivo (dimmi tre nomi di dolci...).
Se l'esercizio viene eseguito con domande a cui il bambino deve rispondere senza interrompere la sequenza si potenzia *l'attenzione simultanea*.
Gli ultimi due casi implicano una notevole capacità di sequenziare.

Obbiettivi/abilità
Coordinazione motoria; controllo degli schemi di movimento in sequenza; controllo della respirazione nel movimento; attenzione simultanea.

Attività
Serie graduale di saltelli crociati da eseguire in sequenza dopo una prima fase di apprendimento dello schema di partenza:

- *Salto 1.* Dalla posizione gambe chiuse e braccia aperte lateralmente passare con un salto alla posizione opposta.

- *Salto 2.* Schema: far posizionare una gamba avanti e il braccio dello stesso lato dietro facendo notare al bambino che nell'emilato opposto la gamba si troverà dietro e quindi il braccio dello stesso lato andrà posizionato avanti; con un salto dovrà eseguire cambi di posizione di tutti e quattro i segmenti corporei (braccia - gambe).

- *Salto 3.* In questo schema le gambe saltano in verticale (avanti e dietro) e simultaneamente le braccia si aprono e chiudono lateralmente.

- *Salto 4.* È lo schema opposto al salto 3. Le gambe si aprono e chiudono con dei salti in senso orizzontale e simultaneamente le braccia si muovono in avanti e indietro.

- *Salto misto.* Viene proposto solo dopo aver appreso i precedenti salti. Consiste nel passare da un salto all'altro (ad esempio dal salto 1 al 2, dal 2 al 4, dal 4 al 2 ecc.) senza interruzione. È richiesta una buona capacità di controllo.

- *Salto con rotazione.* In questo schema è richiesto di saltare e ruotare di 15° (un quarto) o di 30° (mezzora) o di 45° o di 60° (rotazione completa).

- *Salti con domande.*

Osservazioni
Quando il movimento è diventato fluido e controllato inserire le domande durante l'esecuzione dei salti.

Obbiettivi/abilità
Stimolare il sistema dell'incrocio; coordinazione motoria; controllo della respirazione durante il movimento; sequenzialità; equilibrio; attenzione simultanea.

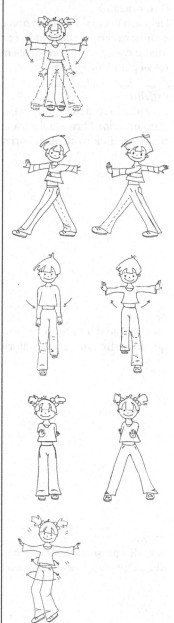

Attività
Si incoraggia ad attraversare l'asse del proprio corpo, chiedendo al bambino di toccare differenti parti del corpo, come "toccare il ginocchio sinistro con la mano destra". Toccare diverse parti del corpo con ogni mano.

Osservazioni
Nel caso in cui il bambino non conosca i concetti di destra e sinistra sarà un utile esercizio anche per tale apprendimento marcando il dorso della mano destra con un'etichetta rossa per identificarla.

Obbiettivo/abilità
Sistema crociato.

Attività
Eseguire in contemporanea due movimenti diversi con ciascun braccio: il braccio destro in movimento sul piano verticale e il sinistro su quello orizzontale.

Obbiettivi/abilità
Movimenti dissociati e in sequenza.

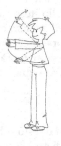

Attività
Movimento del braccio sinistro sul piano orizzontale e di quello destro con moto rotatorio su quello verticale.

Obbiettivi/abilità
Movimenti dissociati e in sequenza.

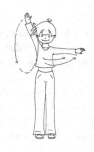

Attività
Fare due passi in avanti alternando i piedi, poi riunire i piedi con un piccolo saltello e con battito di mani.

Obbiettivi/abilità
Sviluppare la coordinazione e la sequenzialità.

Attività
Sul piano di un tavolo far scivolare sul suo spigolo il dito indice sinistro alternativamente da destra a sinistra, mentre con il destro battere ritmicamente sulla sua superfice.

Obbiettivi/abilità
Movimenti dissociati delle dita.

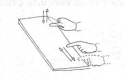

Attività
La marcia sul posto: si fa partire una musica e il bambino inizia a marciare sul posto sollevando il braccio e la gamba opposta come i soldati. Si suggerisce di legare al polso destro e alla gamba sinistra un nastro blu, e al polso sinistro e alla gamba destra un nastro verde. Se non c'è equilibrio la marcia può essere fatta da seduti.

Obbiettivi/abilità
Sistema crociato; equilibrio.

Varianti
Movimento crociato: il braccio sinistro tocca il ginocchio destro (si toccano le strisce verdi) e viceversa.

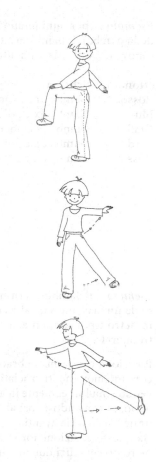

Movimento laterale: il braccio e la gamba sinistra si alzano lateralmente e viceversa.

Sciatore: braccio destro si alza in avanti e la gamba sinistra che si stende verso dietro e viceversa.

Attività
Si costruiscono con dei mattoni colorati a incastro due piattaforme uguali come mostra la figura sotto (una per l'operatore e una per il bambino) posti di fronte, che variano per numero di mattoni (minimo 4) e forma (quadrata con 4, a croce con 5, a T, ecc.). Il bambino a ritmo di musica si muove avanti, indietro, di lato, con rotazione del corpo (di 15°, 30°, 45°, 90°) da un mattone all'altro, secondo una sequenza di

Obbiettivi/abilità
Muoversi in uno spazio definito; coordinazione motoria e sequenzialità; controllo della respirazione; sistema incrocio; ritmo.

movimenti compiuti con le gambe e le braccia. Ogni sequenza viene prima eseguita e memorizzata senza la musica.

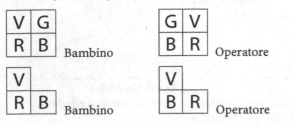

Bambino

Operatore

Bambino

Operatore

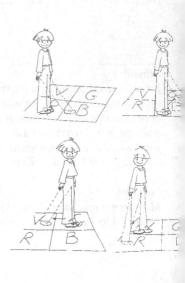

- *Esempio 1* (per ogni tempo corrisponde un movimento della gamba). Il bambino a ritmo di due tempi alla volta muove le gambe da un mattone a un altro.

Mattone	Schema	Tempo musica
1. Rosso	Gambe unite (posizione partenza)	
2. Blu	Gamba dx e poi sx avanti	1-2
3. Giallo	Gamba sx e poi dx lato sx	3-4
4. Verde	Gamba dx e poi sx indietro	5-6
5. Rosso	Gamba dx e poi sx lato dx	7-8

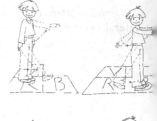

- *Esempio 2.* Il bambino a ritmo di due tempi alla volta passa da un mattone a un altro muovendo, prima in avanti e indietro e poi lateralmente, una gamba e il braccio controlaterale.

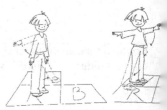

Posizionato a gambe e braccia unite sul mattone rosso, con due movimenti crociati, passa al mattone blu muovendo simultaneamente in avanti una gamba e il braccio opposto trovandosi così al 2° movimento con le gambe unite e le braccia avanti.

Da questa posizione tornerà a quella iniziale sul mattone rosso con altri due movimenti crociati delle gambe e braccia.

Quindi con altri due movimenti crociati passerà al mattone verde aprendo lateralmente la gamba e il braccio opposto trovandosi al 2° movimento nella posizione gambe unite e braccia aperte di lato.

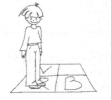

Concluderà con gli ultimi due movimenti (7-8) tornando al mattone rosso e trovandosi nella posizione di partenza a gambe e braccia unite.

Attività
Sono coreografie basate su movimenti semplici di facile esecuzione che sviluppano la coordinazione e che vengono
compiuti a tempo di musica e coordinati con il ritmo respiratorio. Si adattano delle musiche per aerobica.

Lo schema prevede:
1. Spiegazione ed esecuzione dei movimenti senza musica
   per memorizzare gli schemi motori
2. Esecuzione dei movimenti con la musica graduando il ritmo da lento a veloce
3. Esecuzione della coreografia senza aiuto

❏ Esempio 1: **GABBIANO**

POSIZIONE DI PARTENZA: gambe unite e braccia tese
lungo i fianchi.

SEQUENZA: 8 tempi

- 1° - Divaricare la gamba dx con un passo laterale aprendo le braccia tese fuori.

- 2° - Chiudere la gamba sx verso la dx riportando le braccia in basso - come nella posizione di partenza.
- 3°-4° - Ripetere i due movimenti A e B di nuovo verso dx.
- 5°-8° - Ripetere i due movimenti A e B due volte verso sx.

❏ Esempio 2: **BATTERISTA**

SEQUENZA: 8 tempi

- 1°-2° - Gambe divaricate e poco piegate; 2 battute delle
  mani sulle cosce.

- 3° - Passare le braccia flesse dietro: 1 battuta delle mani sul
  sedere.

- 4° - Riportare le braccia avanti per eseguire una battuta delle mani.

- 5°-8° - Ripetere tutto.

Obbiettivi/abilità
Coordinazione motoria e sequenzialità; orientamento spaziale; muoversi a ritmo musicale; controllo della respirazione; attenzione simultanea.

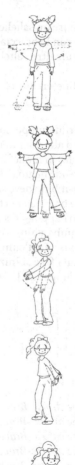

❏ Esempio 3: **PONTE**

SEQUENZA: 8 tempi

- 1° - Eseguire un saltello a gambe divaricate con le braccia in basso.
• 2° - Unire con un altro saltello.
• 3° - Saltello a gambe divaricate e braccia aperte di lato.
• 4° - Unire con saltello gambe e braccia.
• 5°-8° - Ripetere tutto.

❏ Esempio 4: **FORBICI**

SEQUENZA: 4 tempi

- 1° - Eseguire un saltello portando una gamba avanti e una indietro con le braccia che seguono la stessa traiettoria.
- 2° - Con un altro saltello ripetere lo schema di prima opposto.
- 3°-4° - Ripetere tutto.

Attività
Viene costruito un percorso con mattoni di gomma colorati a incastro alternando un mattone grande con uno piccolo (vedi sotto) in modo da sollecitare e facilitare con aiuto visivo l'apprendimento dello schema motorio gambe aperte e chiuse. Il bambino deve saltare sul mattone grande con gambe chiuse e braccia aperte e saltare in avanti a gambe aperte evitando l'appoggio sul mattone. Continua alternando lo schema gambe chiuse-braccia aperte con gambe aperte-braccia chiuse. In alcuni casi aiuta verbalizzare l'azione.
In una prima fase si inizia solo con le gambe e successivamente aggiungendo le braccia.

Obbiettivi/abilità
Coordinazione motoria e sequenzialità; sistema dell'incrocio; controllo della respirazione; attenzione simultanea.

❏ Esempio:

1. *Gambe chiuse-Braccia aperte*
2. *Gambe aperte-Braccia chiuse*
3. *Gambe chiuse-Braccia aperte*
4. *Gambe aperte-Braccia chiuse*
5. *Gambe chiuse-Braccia aperte*
6. *Gambe aperte-Braccia chiuse*
7. *Gambe chiuse-Braccia aperte*

Attività
Viene costruito un percorso vario (diritto, curvo, a zig zag, ...) con degli sgabellini di plastica alti circa 15 cm. Il bambino deve eseguire una sequenza motoria di 2/3 o più schemi ripetuti per tutto il percorso. Si consiglia di verbalizzare l'azione rispettando un ritmo.

Obbiettivi/abilità
Coordinazione motoria; equilibrio; ritmo; sequenzialità.

❏ Esempio 1: **VERBALIZZAZIONE A RITMO**

Salire sullo sgabello	"Io salgo su..."
Battere le mani	"...batto le mani..."
Saltare giù	"...e salto giù"

❏ Esempio 2:

Salire sullo sgabello
Saltare a gambe aperte
Chiudere le gambe

❏ Esempio 3:

Salire sullo sgabello
Fare un giro completo
Battere le mani sulle gambe e poi sul sedere
Saltare giù

❏ Esempio 4:

Salire sullo sgabello
Ricevere una palla dopo avere battuto le mani
Lanciare la palla al compagno che batte le mani
Saltare giù

Attività
Il bambino con l'aiuto della canzoncina o della filastrocca esegue schemi di movimento.

Obbiettivi/abilità
Coordinazione motoria e sequenzialità; ritmo.

❏ Esempio 1:

Batto le mani
Salto in avanti
Apro le gambe
E le richiudo (ripetere tutto 2 volte)

Le braccia porto in su
E le riporto giù
Mi giro e mi rigiro
E resto qui
Le braccia porto in su
E le riporto giù
Mi giro e mi rigiro
E cado giù

❏ Esempio 2:

Apro e chiudo zig zag
Le gambette zig zag
Faccio un ponte zig zag
Apro e chiudo zig zag

Zig zag zig zag
Le gambette zig zag
Sono forbici perfette
Zig zag zig zag

❏ Esempio 3:

Gambettine gambettine
Noi marciamo di qua e di là
Noi facciamo i soldatini
Un due tre, un due tre

Gambettine gambettine
Noi marciam di qua e di là
Le portiam di qua e di là
Le braccette dondoliamo

■ Oculomozione

Attività
Il bambino deve nominare varie figure disposte random su un cartellone disposto di fronte.
Le stesse figure possono essere sistemate in modo tale da creare varie forme (una casa, un rombo, una croce...) e unite tra di loro da una linea: il bambino le deve nominare con il compito di seguire un inizio (indicato da una freccia) e arrivare alla fine del percorso.

Osservazioni
Le figure possono essere toccate dall'esaminatore o dal bambino rendendo più facile la proposta.

Obbiettivo/abilità
Esplorazione: scanning visivo.

Attività
La lucciola. Il bambino e l'esaminatore stanno dentro una casetta preparata con un lenzuolo capace di coprire interamente la superficie superiore e laterale di un tavolo così da creare un luogo chiuso. A luce soffusa si direziona la lucetta (che diventa una lucciola) di una torcia in vari punti e il bambino deve cercarla e prenderla con la manina.

Varianti
In questo gioco si può stimolare la funzione della fissazione e dell'inseguimento usando sempre la lucetta. Il bambino ad esempio deve inseguire la lucciola che si muove da un punto a un altro con il compito di toccarla quando si ferma.
La lucetta si può far direzionare anche dall'esterno e il bambino può dare delle istruzioni: ad esempio: "muoviti su e giù" oppure "stai ferma"...

Obbiettivi/abilità
Scanning; fissazione; inseguimento.

Attività
Giochi da preparare con il PowerPoint.
Serie di faccette colorate, figure e lettere disposte in varie posizioni dello spazio del monitor (in orizzontale, in verticale, in obliquo, a croce, random ecc.) che vengono fatte comparire una alla volta premendo un tasto del computer.
A seconda la disposizione delle faccette verranno stimolati dei movimenti saccadici, la funzione dell'arrampicamento o la fissazione.

Obbiettivi/abilità
Arrampicamento; movimenti saccadici; fissazione.

Attività
Si prepara una scatola molto grande con delle finestrelle che vengono ricoperte con della carta velina colorata. Il bambino invitato a stare con la testa dentro è sollecitato ad arrampicarsi con lo sguardo sulle finestrelle che via via vengono illuminate dall'esterno dall'esaminatore.

Obbiettivi/abilità
Arrampicamento.

Attività

Posizionare in tutte le direzioni del campo visivo del bambino (dx, sx, alto, basso, centro) oggetti interessanti come ad esempio figure faccette di Fantz, fonti luminose, giochi sonori, cose da mangiare, palline di vario colore, stimoli colorati vari. Si può contare da 1 a 10 e cercare di andare avanti nella conta per stimolare il bambino a non smettere di fissare l'oggetto proposto.

Questo esercizio può essere fatto al computer con disegni colorati e interessanti.

Obbiettivo/abilità

Prolungare la fissazione.

Osservazioni

Il tenere il capo fermo durante il trattamento ha invece lo scopo di allenare la funzione fissazione quando questa sia risultata, all'esame, instabile od immatura o comunque non gestita autonomamente dal bambino, che preferisce usare i movimenti del capo per andare a fissare un oggetto.

Attività

Il bambino deve seguire con lo sguardo una pallina appesa a un filo che viene fatta oscillare. Si inizia dalla posizione supina, poi seduto e infine in piedi.

Si può proporre l'inseguimento in su e giù facendo salire e scendere la pallina tirata dall'esaminatore.

Obbiettivo/abilità

Inseguimento.

Attività

Negli esercizi proposti, gli occhi devono seguire un oggetto che si muove molto lentamente nel campo visivo del bambino.

È molto importante che il bambino non perda la fissazione e a questo scopo si preferisce usare:
- Immagini grandi e colorate
- Oggetti significativi per quel bambino
- Un trenino che si muove molto lentamente
- Una traiettoria con un inizio e una fine che porti a raggiungere qualcosa (ad esempio il bambino che deve seguire la strada per andare a scuola). In questo caso è possibile associare l'uso della mano che, mossa dal b/o o dal terapista, segue la strada "accompagnando" lo sguardo.

Obbiettivo/abilità

Inseguimento.

Osservazioni

L'attività d'inseguimento si può proporre mentre viene tenuto fermo il capo quando si voglia esaminare l'effettiva presenza della funzione, o in terapia, per favorire al bambino o la possibilità di sganciare lo sguardo e quindi imparare una nuova strategia oculomotoria, senza compensi del capo.

L'inseguimento viene ricercato e allenato, sia in orizzontale che in verticale.

Attività	*Obbiettivo/abilità*
Serie di faccette disposte in orizzontale e in verticale, dapprima bianche e nere, poi di colori diversi; prima grandi e vicine, poi più piccole e via via più distanti. Per facilitare la fissazione il terapista può guidare la mano sx del bambino a indicare le facce in successione (distanza 30 cm).	Arrampicamento.
Attività	*Obbiettivo/abilità*
Vari oggetti (giochi e cose di uso quotidiano) o figure disposti in orizzontale su ripiani di diversa altezza ma mai più in alto degli occhi della bambina. All'inizio, cinque oggetti, dapprima molto vicini (4-5 cm) e poi più lontani; dopo, tre oggetti alla distanza di 7-8 cm (distanza 30 cm).	Arrampicamento.
Attività	*Obbiettivi/abilità*
Serie di 5 lampadine colorate disposte in fila, a una distanza tra loro di circa 15 cm. Inizialmente viene accesa una sola luce (ricerca saccadici d'attrazione) poi due luci vicine tra loro in successione (arrampicamento). Infine vengono accese in sequenza prima lenta, poi più veloce, tutte le lampadine (arrampicamento e movimenti saccadici). Stesso lavoro con luci in verticale (distanza 30 cm).	Arrampicamento e movimenti saccadici.
Attività	*Obbiettivo/abilità*
L'esaminatore disegna su un cartoncino disposto orizzontalmente delle figure (quadrato, casa...) e il bambino deve seguire con lo sguardo il tratto con il compito di nominare la figura disegnata.	Inseguimento.
Attività	*Obbiettivo/abilità*
Pupazzi a dito. Il bambino deve inseguire il pupazzetto mosso dall'adulto nel suo campo visivo e quando verrà detta una parola magica dal bambino il pupazzo si dovrà fermare.	Inseguimento.
Attività	*Obbiettivi/abilità*
Il compito consiste nella ricerca visiva di un target stabilito (_ _ _ ☒ † ⚙ 🚲) che il bambino deve trovare tra altri sparsi sul foglio. *Variante:* unire con una linea tutti i simboli uguali.	Movimenti saccadici; inseguimento visuomotorio; attenzione visiva.
Attività	*Obbiettivi/abilità*
Pointillage. Si propone una figura (forma geometrica - forme non simboliche ecc.) da porre su una base di feltro o polistirolo e il bambino deve eseguire il contorno con dei punti ravvicinati usando un punteruolo. *Variante:* il contorno della figura può essere formato da grossi punti che il bambino dovrà bucare con lo strumento seguendone la sequenza.	Percezione visiva; perfezionare le abilità visuomotorie, la prensione dello strumento.

■ Motricità fine: movimenti in sequenza dita delle mani – Movimenti delle mani e del polso

Attività
Si preparano serie di 10 palline di pongo di colore diverso e si disporranno su un piano. Al segnale dell'operatore che dà il nome del colore il bambino deve schiacciare nel minor tempo possibile tutte le palline di quel colore con il dito prescelto. Per facilitare l'uso di quel dito si può attaccare del nastro adesivo dello stesso colore delle palline. Il compito si renderà più difficile utilizzando le dita delle due mani e successivamente in sequenza le 5 dita.

Obbiettivi/abilità
Stimolare i movimenti di flessione ed estensione dell'indice e del pollice.

Attività
Schiacciare delle palline di pongo opponendo al pollice le altre dita. Fingendo che le dita rappresentino il becco di un uccello si può fare il gioco della pappa facendo schiacciare le palline.

Obbiettivi/abilità
Stimolare l'opposizione delle dita e la sequenza.

Osservazioni
Rotolare e modellare le palline con il pollice e l'indice in modo da sollecitare i movimenti di flessione ed estensione.

Attività
Suonare sequenze sonore, con difficoltà graduale, attraverso i tasti di una pianola per bambini che verranno numerate da 1 a 5. Graduare il compito chiedendo inizialmente di usare un dito per mano e poi via via tutte e cinque le dita in modo da stimolare una sequenza di *pianotages*.

Obbiettivi/abilità
Stimolare l'uso separato delle dita e i micromovimenti in sequenza.

Attività
Il gioco classico delle schicchere usando l'indice per colpire con delle palline dei piccoli birilli o centrare una piccola porta per fare goal.

Obbiettivo/abilità
Stimolare l'uso del dito indice separatamente.

Materiale
piccoli birilli in legno; palline; tappi; pupazzetti in miniatura; porte da calcio in miniatura; segnapunti.

Attività
Battere un dito alla volta sul tavolo o su una tavoletta; colorare le dita per lasciare un'impronta e attirare l'attenzione.

Obbiettivi/abilità
Allenare gli occhi a osservare i movimenti della mano , esercitare i micromovimenti delle dita.

Attività	*Obbiettivo/abilità*
Mettere dei ditali colorati per ogni dito e proporre giochi di ritmo battendo un dito alla volta partendo dal pollice al mignolo e poi tornare indietro. Se non riesce con tutte le dita in sequenza, proporre pollice-indice e battuta sul tavolo con le altre dita.	Stimolare l'uso separato delle dita.

Osservazioni
Si richiede una buona attenzione e si deve aiutare il bambino o manualmente o verbalmente e poi su imitazione. Proporre per pochi minuti e ripetere più volte al giorno.

Attività	*Obbiettivi/abilità*
Il bambino deve stringere delle mollette opponendo il pollice all'indice e attaccarle a un filo per formare una collana. In base al tipo di molletta si possono creare nuovi giochi: quelle a forma di pesce si possono ancorare al filo di una canna da pesca; quelle a forma di fiore si fanno attaccare a delle linguette di cartone per creare un prato, ecc.	Opposizione pollice-indice e rinforzo della muscolatura della dita.

Materiale
Mollette colorate che hanno forma di animali o fiori; filo; strisce di cartone duro.

Attività	*Obbiettivo/abilità*
Le dita delle mani si trasformano nei personaggi di una famiglia disegnandone sui polpastrelli delle faccine. Nel gioco che proponiamo dopo avere stabilito con il bambino che il dito pollice rappresenta la mamma e l'indice il medio l'anulare e il mignolo i suoi figlioletti si drammatizza una storiella. *Esempio:* la mano del bambino è chiusa a pugno e coperta da un fazzoletto perché tutti dormono. La voce narrante dice: "Drin drin drin... sveglia!". Mentre il dito pollice si stira chiama i suoi figlioletti a uno a uno iniziando dall'indice da un bacino. Il gioco si può ripetere più volte con delle varianti.	Opposizione del pollice con le altre dita in sequenza.

Attività	*Obbiettivo/abilità*
Il bambino tenendo fra il pollice e l'indice della mano destra un bastoncino di legno (o una matita) alla sua estremità inferiore, deve alternare la presa con l'indice e il pollice dell'altra mano fino a raggiungere l'estremità superiore del bastoncino.	Schema di opposizione.

Varianti
Il bastoncino può essere colorato a strisce e il bambino deve nominare il colore della parte in cui le due dita hanno la presa.
Si può usare del nastro adesivo colorato.

Attività
Il bambino deve far rotolare una pallina di pongo fra il pollice e l'indice compiendo micromovimenti di flessione ed estensione delle due dita.
Quando il bambino è diventato abile può coinvolgere anche le altre dita: pollice-medio/pollice-anulare ecc.

Obbiettivi/abilità
Movimenti di flessione ed estensione delle dita.

Attività
Due campanelle sono posizionate di fronte al bambino a una distanza di 50 cm. Il bambino le dovrà colpire con ognuna delle due mani alternativamente.

Obbiettivi/abilità
Migliora la flessibilità in senso orizzontale e verticale dei movimenti del polso.

Attività
In un gioco con gli strumenti musicali far suonare il tamburello delle scimmie per sollecitare la rotazione del polso.

Materiale
Tamburello delle scimmie.

Obbiettivi/abilità
Rotazione del polso.

Attività
Giochi di drammatizzazione con i pupazzetti a dito. Utilizzare due marionette per le dita (indice e medio) per coordinarle in opposizione al resto della mano.

Osservazioni
I giochi per esercitare la motricità fine delle dita puntano a rendere consapevole il bambino della possibilità di azione di piccoli segmenti del proprio corpo in maniera selettiva rispetto agli altri.

Obbiettivi
Esercitare i movimenti delle dita; staccare le dita una dall'altra, o separare le dita che non si devono usare.

Attività
Battere le dita in sequenza sul tavolo iniziando dal pollice e indice, poi pollice medio, pollice-anulare e infine pollice-mignolo battendo con enfasi e con un ritmo stabilito. Si può anche iniziare a battere un dito alla volta ripetutamente.
Battere infine le dita in sequenza sul tavolo iniziando dal pollice e quindi tornare indietro. L'ordine sarà il seguente:

P – I – ME – A – MI – A – ME – I – P.

Proporlo con una mano alla volta e con tutte e due insieme.

Varianti
Lo stesso compito di prima se eseguito in maniera fluida può essere proposto con delle domande.

Obbiettivi/abilità
Sequenzialità delle dita; indipendenza, agilità e destrezza delle dita; attenzione simultanea.

Funzioni cognitivo-adattive

■ Abilità grafomotoria

Attività
Il segno spontaneo
Se il bambino non sa tenere la matita in mano è bene cominciare facendo eseguire ampi movimenti da sinistra a destra e viceversa, dall'alto in basso, con tutto l'arto superiore, a occhi aperti e a occhi chiusi. Si possono utilizzare la lavagna e il cancellino: l'operatore disegna un tracciato, una grande figura con il gesso, e il bambino seguendone i contorni li cancella; gli occhi del bambino seguono la mano.

Segno guidato
Vengono dati dei parametri visivi (i due punti da collegare) che servono a dirigere il movimento della mano e quindi a finalizzare e a dare un limite al movimento stesso. La mano deve eseguire movimenti senza e con controllo visivo.
- *Strada dritta orizzontale:* linee orizzontali che uniscono due figure. Inizialmente il bambino è facilitato da una guida (due linee parallele che delimitano una strada colorata).
  Conviene far eseguire secondo il seguente ordine: alla lavagna e poi sul foglio eseguendo anche a occhi chiusi con il dito e poi con la matita.
- *Linee orizzontali che uniscono due punti:* su un foglio si disegna una serie di punti sul margine destro e sinistro. Il bambino tenta di unire i punti con linee orizzontali.
- *Strada dritta verticale:* linee rette che uniscono due figure.
- *Linee rette verticali:* il bambino traccia linee che uniscono due punti segnati sul margine inferiore e superiore del foglio. E inoltre: fare il filo a dei palloncini; il gambo a dei fiori ecc.
- *Strada in salita:* linee oblique che uniscono due figure.
- *Strada in discesa:* linee oblique che uniscono due figure.
- *Strada curva:* linee curve verso il basso che uniscono due figure.
- *Strada che forma un angolo verso l'alto:* linee rette che formano un angolo verso l'alto più o meno acuto, che uniscono due figure.
- *Strada che forma un angolo verso il basso.*

Segno organizzato
Lavoro sulla sequenza di segni spezzati per la realizzazione di figure geometriche: triangolo, quadrato, rettangolo. Esercizi preparatori alla scrittura: sequenzialità sciolta e ravvicinata.

• *Griffonages semplici e complessi (vedi figure accanto)*

Nel caso che lo sguardo del bambino sia troppo "mobile", oppure troppo "fisso", oppure troppo a "scatti" si deve lavorare sulla motilità oculare. Ecco alcuni esempi (vedere anche sezione oculomozione).

- Esplorazione dell'ambiente alla ricerca di oggetti.
- Ricerca su un tabellone di figure geometriche e lettere mescolate ad altre.
- Seguire il contorno di una figura geometrica o di un tracciato grafico disegnati alla lavagna.
- Ricerca di dettagli in una scena complessa.
- Inseguimento di un oggetto tenendo ferma la testa del bambino.
- Arrampicamento lungo una serie di punti successivi, posti l'uno vicino all'altro.
- Movimenti schematici verso destra, sinistra, l'alto e il basso. Gli occhi del bambino devono cercare e riconoscere oggetti che vengono posti sul lato destro e sinistro (o in alto e in basso) alla periferia del campo visivo e alla distanza migliore per la messa a fuoco.

■ Gesti simbolici

Attività
Indovina il gesto: l'adulto fa un gesto e il bambino deve indovinare di che cosa si tratta. Se il bambino riconosce il gesto toccherà a lui proseguire il gioco.
Proporre gesti simbolici come ad esempio "mangiare" "bere" "evviva" … o gesti che simboleggiano l'uso di strumenti: "piantare un chiodo con il martello", "aprire una bottiglia"…
Variante: i gesti possono essere raffigurati e utilizzati nel gioco.

Obbiettivi/abilità
Stimolare la produzione di gesti.

Osservazioni
Si può notare una difficoltà nell'esecuzione di alcuni gesti che richiedono l'uso separato delle dita. Ciò necessita lavorare in modo più specifico sui movimenti fini (vedi sezione).

Attività
Il bambino pesca due figure (tre in una fase successiva) che raffigurano due gesti, e dopo averli osservati li deve eseguire in sequenza all'altro giocatore che dovrà imitarli. Il gioco va avanti e si può apportare qualche variazione avendo come obbiettivo la sequenza.

Obbiettivi/abilità
Sequenzialità gestuale.

Attività	*Obbiettivi*
Canzoncine e filastrocche accompagnate da gesti simbolici.	Stimolare l'uso dei gesti simbolici, la sequenzialità gestuale e il ritmo.

❏ Esempio 1

	Testo	Gesto
E Giovannino (si nomina il nome del bambino)		
Con le manine	*batteva le manine*	Tre battiti di mano
Con le manine	*faceva farfalline*	Gesto farfalline
Con le manine	*salutava ciao ciao ciao*	Gesto salutare
E ancora	*batteva le manine*	
	faceva farfalline	
	salutava ciao ciao ciao	(2 volte in sequenza)
E Franceschino		
Con le manine	*mangiava la merenda*	Gesto del mangiare
Con le manine	*beveva glu glu glu*	Gesto del bere
Con le manine	*si lavava i suoi dentini*	Gesto del lavarsi i denti
E insieme	*mangiava la merenda*	
	beveva glu glu glu	
	si lavava i suoi dentini	
E Tommasino		
Con le manine	*lavava i suoi capelli*	
Con le manine	*lavava il suo faccino*	
Con le manine	*si lavava le manine*	
E insieme	*lavava i suoi capelli*	
	lavava il suo faccino	
	si lavava le manine	
E Giovannino		
Con il ditino	*faceva il bruchino*	Indice che si piega
Con il ditino	*diceva è molto buono*	Indice ruota sulla guancia
Con il ditino	*si tirava il suo orecchino*	Opposizione pollice-indice
E insieme	*faceva il bruchino*	
	diceva è molto buono	
	si tirava il suo orecchino	

❏ Esempio 2 (filastrocca)

LE MANINE
Le manine le manine
Sono picco-piccoline
Sanno far tante cosine
Sono tanto birichine

Le manine le manine
Sanno far le farfalline
Gira e vola vanno in su
Pian pianino tornano giù

Le manine le manine
Sono picco-piccoline
Se fa freddo fan così
Si riscaldano frì frì

Le manine le manine
Hanno piccole ditine
Suonano campanelline
Din don dan din don dan

❏ Esempio 3

FARFALLINA
Farfallina verde e bianca
Vola vola mai si stanca
Vola là, vola là
Mai nessun la prenderà

Osservazioni
Si può notare una difficoltà nell'esecuzione di alcuni gesti che
richiedono l'uso separato delle dita... ciò necessita lavorare in modo più specifico sui movimenti fini (vedi sezione).

■ Abilità costruttive

Attività Presentare delle figure costruibili con cubi, bastoncini, mattoncini delle costruzioni, partendo da esempi semplici fino a figure complesse. Ogni figura viene presentata in modello concreto e poi su immagini della stessa. Quindi si segue tale gerarchia facilitante il compito: - Si presenta un modello semplice e si chiede al bambino di rifarlo uguale; se non riesce lo si aiuta e poi si cerca di farlo riprovare da solo aiutandosi con istruzioni verbali. - Si presenta un modello e il bambino deve eseguirlo autoistruendosi verbalmente. - Si presenta il modello, si dice al bambino di guardarlo attentamente, poi si copre e il bambino viene invitato a rifarlo, se non riesce lo si aiuta verbalmente.	*Obbiettivo* Processi di analisi-sintesi, rapporti spaziali.

Osservazioni
Queste attività servono per attivare la rappresentazione di un progetto motorio e richiedono molto tempo e differenti strategie perché avvenga tale apprendimento.

Attività Esercizi di costruzione di modelli osservati da diversi punti dello spazio. Far eseguire poi una figura con modello concreto prima rifacendola come la vede, poi come se la si vedesse dalla parte opposta. Importante far spostare il bambino nello spazio perché osservi il modello prima di rifarlo, da varie prospettive. Si cerca di far eseguire il compito in autonomia poi si aiuta e si corregge facendo l'attività insieme.	*Obbiettivo* Rappresentazione spaziale.

Osservazioni
Questo è un compito molto difficile e richiede molta attenzione e capacità di rappresentarsi lo spazio e gli oggetti che sono strutturati in esso, è come porre un quesito cognitivo sulle abilità costruttive.

Bibliografia

Ajuriaguerra J, Auzias M, Denner A (1966) L'écriture de l'enfant. La rééducation de l'écriture. Vol. II. Delachaux et Niestlé, Neuchatel

American Psychiatric Association (1995) DSM-IV Manuale diagnostico e statistico dei disturbi mentali. Masson, Milano

Aram DM, Horwitz SJ (1983) Sequential and non-speech praxic abilities in developmental verbal apraxia. Dev Med Child Neurol 25:197-206

Ayres AJ (1972 a) Sensory integration and learning disorders. Western Psychological Services, Los Angeles

Ayres AJ (1972 b) Types of sensory integrative dysfunction among disabled learners. Am J Occup Ther 26:13-8

Ayres AJ (1985) Developmental dyspraxia and adult onset apraxia. Sensory Integration International, Torrance, CA

Baddeley A (1986) Working memory. Clarendon Press, Oxford

Bassi A (1971) Scrittura, lettura e igiene mentale. Editori Riuniti, Roma

Bates E (1976) Language context.The acquisition of pragmatics. Academic Press, New York

Bates E, Thal D (1991) Association and dissociation in language development. In: Uzgiris I, Hunt JMCV, et al. (eds): Infant performance and experience: New findings with the ordinal scales. University of Illinois Press, Urbana, IL, pp 168-204

Bates E, Dick F (2002) Language, gesture and the developing brain. Dev Psychol 40:293-310

Bates E, Dick F (2002) Language, gesture and the developing brain. In: Casey DJ, Unakata J (eds) Converging method approach to the study of developmental science. Dev Psychobiol 40:293-310

Beery KE, Buktenica N (1997) VMI, Developmental test of visual- motor integration with supplemental developmental tests of visual perception and motor coordination, 4th edn, revised

Beery KE (2000) Visual motor integration test. Organizzazioni Speciali, Firenze

Bello A, Capirci O, Volterra V (2004) Lexical production in children with Williams Syndrome: spontaneous use of gesture in a naming task. Neuropsychologia 42:201-213

Benton AL (1966) Problemi di neuropsicologia. Ed. Giunti Barbera, Firenze

Bergès J, Lézine I (1965) The imitation of gestures. Clinics in Developmental Medicine n° 18. Spastics International Medical Publications, London

Bernstein G (1973) Neurofisiologia e cibernetica. In: Neurofisiologia e cibernetica. Anochin PK, Bernstein G, Sokolov EN (a cura di) Ubaldini, Roma

Bertelli B, Bilancia G (1996) La disgrafia come disturbo delle componenti esecutivo-motorie della scrittura: un contributo di analisi neuropsicologica. Psichiatria dell'Infanzia e dell'Adolescenza

Bertelli B, Bilancia G, Durante D, et al. (2001) Batteria di prove per la valutazione delle componenti grafo-motorie della scrittura nei bambini. Psicologia clinica dello sviluppo vol 2

Biancardi A, Stella G (1990) Accesso alla lingua scritta e sistema verbale: una integrazione complessa. Età Evolutiva 59:589-597

Biancardi A, Milano G (1999) Quando un bambino non sa leggere. Rizzoli, Milano

Bilancia G (1994) La disprassia in età evolutiva: un contributo neuropsicologico. Saggi 20:9-27

Bilancia G (1999) Bambini goffi: i disturbi dello sviluppo prassico. Prospettive in pediatria 29:91-99

Borghi AM, Iachini T (2002) Scienze della mente. Il Mulino, Bologna

Bortolini U (1995) Prove per la valutazione Fonologica del Linguaggio Infantile (PFLI). Edit Master, Padova

Bower TGR (1966) The visual world of infants. Sci Am 215:80-92

Brotini (1986) Come affrontare le difficoltà di apprendimento disgrafie, disortografie, dislessie, discalculie. Del Cerro, Pisa

Bruner J (1971) Prime fasi dello sviluppo cognitivo. Armando, Roma

Bruner J (1978) The role of dialogue in language acquisition. In: Sinclair A, Jarvella RJ, Levelt JM (eds) The child's conception of language. Springer, Berlin, pp 63-84

Bruner J (1982) Formats of language acquisition. American Journal of Semiotics 1:1-16

Bruner J (1982) Saper fare, saper pensare , saper dire. Armando, Roma

Bruner J (1990) La ricerca del significato. Bollati Boringhieri, Torino

Camaioni L, Volterra V, Bates E (1976) La comunicazione nel primo anno di vita. Bollati Boringhieri, Torino

Camaioni L (1993) Manuale di psicologia dello sviluppo. Il Mulino, Bologna

Camerini GB, De Panfilis C (2003) I disturbi specifici dello sviluppo psicomotorio. In: Camerini GB, De Panfilis C (eds) Psicomotricità dello sviluppo. Carocci Faber, Roma

Capirci O, Iverson J, Pizzuto E, Volterra V (1996) Gestures and words during the transition to two-word speech. J Child Lang 23:645-673

Caselli MC (1990) Comunicative gesture and first word. In: Voltera V, Erting C (eds) From gesture to language in hearing and deaf children. Springer, New York, pp 56-68

Cermak SA (1985) Developmental dyspraxia. In: Roy EA (ed) Advances in psychology, vol. 23, Neuropsychological studies of apraxia and related disorders, Amsterdam North-Holland

Chassagny C (1954) L'apprentissage de la lecture chez l'enfant. Dislexie et disgraphie. PUF, Paris

Conrad K, Cermak SA, Drake C (1983) Differentiation of praxis among children. Am J Occup Ther 37:466-473

Cornhill H, Case-Smith J (1996) Factors that relate to good and poor handwriting. Am J Occup Ther 50:732-739

Cornoldi C, Colpo G, Gruppo MT (1981) Prove MT. Organizzazioni Speciali, Firenze

Cornoldi C, Friso G, Giordano L, et al. (1997) Abilità visuo-spaziali. Erickson, Trento

Denckla MB (1973) Development of speed in repetitive and successive finger-movements in normal children. Developmental Medicine and Child Neurology 15:635-645

Denckla MB (1984) Developmental dyspraxia.The clumsy child. In: Levine MD, Satz P (eds) Middle childhood: development and dysfunction. University Park Press, Boston

Denckla MB, Roeltgen DP (1992) Disorders of motor function and control. In: Rapin I, Segalowitz SJ (eds) Handbook of Neuropsychology: Child Neuropsycology, vol. 6. Elsevier, Amsterdam

Dewey D, Kaplan BJ (1992) Analysis of praxis task demands in the assessment of children with developmental motor deficits. Dev Neuropsychol 8:367-379

Dewey D, Kaplan BJ (1994) Subtyping of developmental motor deficits. Dev Neuropsychol 10:265-284

Dewey D (1995) What is developmental dyspraxia? Brain Cogn 29:254-274

Drezancic Z (1976) Il ritmo musicale nella rieducazione del linguaggio con il metodo verbo tonale. Edizioni del Centro di Audiofonologopedia, Roma

Dunn GH, Robertson AM, Crichton JV (1986) Sequelae of low birthweigth. The Vancouver study. In: Dunn GH (ed) Clinics in developmental medicine n° 95-96. Mc Keith Press, Oxford

Edelman GM (1989) The remembered present. A biological theory of consciousness. Basic Book, New York [trad. it. Il presente ricordato 1991. Rizzoli, Milano]

Edelman GM (1993) Sulla materia della mente. Adelphi, Milano

Edwards M (1973) Developmental verbal dyspraxia L.C.S.D. Br J Disord Commun 8:64-70

Elman JL, Bates EA, Johnson MH, et al. (1996) Rethinking innateness. A connectionism perspective on development. MIT Press, Cambridge, Mass

Evans JL, Alibali MW, McNeil M (2001) Divergence of verbal expression and embodied knowledege: Evidence from speech and gesture in children with specific language impairments. Language and Cognitive Processes 16:309-331

Flavell JH (2000) Development of children's knowledge about the mental world. Int J Behav Dev 24:15-23

Fracasso T (2002) Minorobica, vol.1, (P) & (C) Prime Action Inc., Las Vegas, USA

Furlan E (1991) Giochiamo con lo yoga. Ed. Mediterranee, Roma

Gagliardi C (2002) Deficit delle capacità extraverbali, la compromissione delle competenze visuospaziali e visuocostruttive in età evolutiva. In: Vicari S, Caselli MC (a cura di) I disturbi dello sviluppo: neuropsicologia clinica ed ipotesi riabilitative. Il Mulino, Bologna

Gesell A (1940) The first five years of life (Block building test). Harper Bros., New York

Gibson JJ (1966) The senses considered as perceptual system. Houghton Mifflin, Boston

Gibson JJ (1979) The ecological approach to visual perception. Houghton Mifflin, Boston

Grabowsky TJ, Damasio H, Damasio AR (1998) Premotor and prefrontal correlates of category-related lexical retrival. Neuroimage 7:232-243

Griffiths R (1954) The abilities of babies. McGraw-Hill, New York

Griffiths R (1954) Scale 0-2 anni. Organizzazioni Speciali, Firenze

Griffiths R (1970) Scale 2-8 anni. Organizzazioni Speciali, Firenze

Griffiths R (1973) Griffith mental development scales. High Wycombe: Test Agency

Gross-Tsur V, Shalev RS, Manor O, Amir N (1994) Developmental right emisphere syndrome; clinical spectrum of the non verbal learning disability. J Learn Disabil 28:80-86

Grunwell P (1990) Developmental speech disorders. Churchill Livingston, Edinburgh

Gubbay SS, Walton JN, Ellis E, Court SDM (1965) Clumsy children. A study of apraxic and agnosic defects in 21 children. Brain 88:295-312

Gubbay SS (1975) The clumsy child: A study of developmental apraxia and agnosic ataxia. W.B. Saunders, New York

Gubbay SS (1985) Clumsiness. In: Vinken P, Bruyn G, Dlawans H (eds) Handbook of clinical neurology. Elsevier, New York

Gubbay SS, Klerk HN (1995) A study and review of developmental dysgraphia in relation to acquired dysgraphia. Brain Dev 17:1-8

Hamstra-Bletz L, Blote AW (1993) A longitudinal study on dysgraphic handwriting in primary school. J Learn Disabil 26:689-699

Heap M, Wyke M (1972) Learning of unimanual motor skill by patients with brain lesions: an experimental study. Cortex 8:1-18

Henderson SE, Hall D (1982) Concomitants of clumsiness in young school children. Dev Med Child Neurol 24:448-460

Henderson SE (1987) The assessment of clumsiness in children. J Child Psycho Psychiatry 28:511-527

Henderson SE, Sugden DA (1992) Movement assessment battery for children. The Psychological Corporation, London [trad. it. Batteria per la valutazione motoria del bambino. Manuale d'uso 2000. Organizzazioni Speciali, Firenze]

Hill EL, Bishop DVM, Nimmo-Smith I (1998) Representational gestures in developmental co-ordination disorder and specific language impairment: Error-types and the reliability of ratings. Hum Mov Sci 17:655-678

Hulme C, Biggerstaff A, Moran G, McKinlay J (1982) Visual kinaesthetic sensitivity and motor performance in children. Dev Med Child Neurol 30:80-92

Iverson J, Thelen E (1999) Hand, mouth and brain - The dynamic emergence of speech and gesture. J Consc Stud 6:19

Jeannerod M, Decety J (1994) From motor images to motor program. In: Riddoch MJ, Humphreys GW (eds) Cognitive neuropsychology and cognitive rehabilitation. Lawrence Erlbaum Associates. Hillsdale, NJ

Jongmans M, Mercuri E, Dubowitz L, Henderson S (1998) Perceptual-motor difficulties and their concomitants in six years old children born prematurely. Human Mov Sci 17:629-653

Kaplan E (1968) The development of gesture. Unpublished Ph.D. dissertation. Clark University, Worchester, MA

Kellogg R (1970) Analyzing children's art. Mayfield, Palo Alto, CA

Kimura D (1963) Speech lateralization in young children as determined by an auditory test. J Comp Physiol Psychol 56:889-902

Kimura D, Vanderwolf CH (1970) The relation between hand preference and the performance of individual finger movements by left and right hands. Brain 93:769-774

Kinsbourne M (1972) Minimal brain dysfunction as a neurodevelopmental lag. Ann NY Acad Sci 205:268-273

Krams M, Rushworth MSF, Deiber MP, et al. (1998) The preparation, execution and suppression of copied movements in the human brain. Exp Brain Res 120:386-398

Largo RH (2001) Neuromotor development from 5 to 18 years. Part 1: timed performance. Dev Med Child Neurol 43: 436-443

Laszlo J, Bairstow PJ (1985) Perceptual-motor behavior.Developmental assessment and therapy. Praeger Scientific, New York

Leiner HC, Leiner AL, Dow RS (1993) Cognitive and language functions of the human cerebellum. Trends Neurosci 16:444-447

Levi G, Fabrizi A (1988) Disturbi specifici del linguaggio e ritardo motorio. Un contributo clinico psichiatrico. Psichiatria dell'Infanzia e dell'Adolescenza 55:563-576

Lieberman P (2000) Human language and our reptilian brain: The subcortical basis of speech, sintax and thought. Harvard University Press, Cambridge, MA

Loos S, Metref K (2003) Quando la testa ritrova il corpo. Attività e giochi per un'educazione armonica nella scuola dell'infanzia. EGA, Torino

Lurija AR (1966) Higher cortical functions in man. Basic Books, New York

Lurija AR (1970) The functional organisation of brain. Sci Am 222:66-78

Lurija AR (1972) Aphasia reconsidered. Cortex 8:34

Lurija AR (1984) Neuropsicologia del linguaggio grafico. Edizioni Messaggero, Padova

Maeland AF (1992) Handwriting and perceptual motor skill in clumsy, dysgraphic and normal children. Percept Mot Skills 75:1207-1217

Malegori M (1990) La disgrafia - cause, forme, interventi rieducativi. La Scuola, Brescia

Mansson AC (2003) The relationship beetween gestures and semantic processes. Doctoral Dissertation. Department of Linguistic Goteborg University

Marchesan M (1955) Fondamenti e leggi della psicologia della scrittura. Istituto di indagini psicologiche, Milano

Martini DR, Strayhorn JM, Puig-Antich J (1990) A symptom self-report measure for preschool children. J Am Acad Child Adolesc Psychiatry 29:594-606

Marucci FS, Cornoldi C (1995) La memoria di lavoro visuo-spaziale (MLVS). In: Marucci FS (a cura di) Le immagini mentali. La Nuova Italia, Firenze

McNeill D (1992) Hand and mind. What gestures reveal about thought. Chicago University Press, Chicago

McNeill D (1998) Speech and gesture integration. In: Jana M, Iverson JM, Goldin-Meadow S, et al. (eds) The nature and function of gesture in children's comunication. San Francisco, CA, pp 11-27

McNeill D (ed) (2000) Language and gesture. Cambridge University Press, Cambridge

Mercuri E, Barnett A (2003) Neonatal brain MRI and motor outcome at school age in children with neonatal encephalopathy: A review of personal experience. Neural Plasticity 10:51-57

Miller N (1986) Dyspraxia and its management. Croom Helm, London

Morley ME (1967) The development of disorders of speech in childhood (2nd ed). Livingstone, London

Morris MK (1997) Developmental dyspraxia. In: Gonzales-Rothi LJ et al. (eds) Apraxia: The neuropsychology of action. Brain damage, behaviour and cognition series. Hove, England: Psychology Press/Erlbaum (UK) Taylor & Francis

Mucchielli R, Bourcier A (1974) La dislessia. La Nuova Italia, Firenze

Musatti T, Mantovani S (1983) Bambini al nido: gioco, comunicazione e rapporti affettivi. Juvenilia, Bergamo

Neisser V (1999) Il Sé percepito. In: Neisser V (ed) La percezione del sé. Bollati Boringhieri, Torino

O'Brien V, Cermak SA, Murray E (1988) The relationship between visual-perceptual motor abilities and clumsiness in children with and without learning disabilities. Am J Occup Ther 42:359-363

Oliverio A (2001) La mente. Istruzioni per l'uso. Rizzoli, Milano

Orford E (1998) Commentary: Diagnosis needs tightening. British Med J vol. 316

Orton ST (1937) Reading, writing and speech problems in children: A presentations of certain types of disorders in the development of the language faculty. Norton, New York

Overton W, Jackson J (1973) The representation of imagined objects in action sequences: a developmental study. Child Dev 44:309-314

Pellionisz A, Llinas R (1985) Tensor network theory of the metaorganization of functional geometries in the central nervous system. Neuroscience 16:245-274

Petersen SE, Fox PT, Posner MI, et al. (1989) Positron emission tomographic studies of the processing of single words. J Cogn Neurosci 1:153-70

Piaget J, Inhelder B (1947) La représentation de l'espace chez l'enfant. PUF, Paris

Piaget J (1952) The origins of intelligence in children. International Universities Press, NYC

Pierro MM (1995) Lo spazio e l'attività, il movimento e la coordinazione sensorio-motoria (introduzione ai disturbi spaziali nei bambini). In: Sabbadini G (a cura di) Manuale di neuropsicologia dell'età evolutiva. Zanichelli, Bologna

Pilgrim E, Humphreys GW (1994) Rehabilitation of a case of idemotor apraxia. In: Riddoch MJ, Humphreys GW (eds) Cognitive neuropsychology and cognitive rehabilitation. Lawrence Erlbaum Associates, Hillsdale

Portwood MM (1996) Developmental dyspraxia - A practical manual for parents and professionals (1st edn) Durham Co. Council Educational Psychology Service, Greencroft, Neville's Cross

Powell RP, Bishop DVM (1992) Clumsiness and perceptual problems in children with specific language impairment. Dev Med Child Neurol 34:755-765

Pratelli M (1995) Disgrafia e recupero delle difficoltà grafo-motorie. Erikson, Trento

Rapin I (1982) Children with brain disfunction. Raven Press, New York

Rapin I, Allen DA (1988) Developmental language disorders. In: Segalowitz SJ, Rapin I (eds) Handbook of neuropsychology, vol.7. Elsevier Science Publishers, Amsterdam, New York, Tokyo

Ratcliff G, Ross JE (1981) Visual perception and perceptual disorders. British Medical Bulletin 37:181-186

Rescorla L, Alley A (2001) Validation of the language development survey (LSD): a parent report tool for identifying language delay in toddlers. J Speech Lang Hear Res 44:435-445

Rizzolatti G, Arbib MA (1998) Language within our graps. Trends Neurosci 21:188-194

Rizzolatti G, Fogassi L, Gallese V (2001) Neurophysiological mechanisms underlying the understanding, imitation of action. Nat Rev Neurosci 2:661-670

Rourke BP (1989) Non-verbal learning disabilities. The syndrome and the model. The Guildford Press, New York

Rustioni D, Metz Lancaster D e Associazione "La Nostra Famiglia" (1994) Prove di valutazione della comprensione linguistica. Organizzazioni Speciali, Firenze

Sabbadini G, Sabbadini L, Piattelli L, Piperno L (1977) Terapia multimodale della sequenzialità, per associazione bimodale contemporanea, nella disfasia congenita e nel ritardo specifico del linguaggio. Europa Medicophisica, vol. 13 - suppl. al n. 4

Sabbadini G, Bonini P, Neri A, Piattelli L (1978) Disprassia verbale congenita, disprassia fonetica, disprassia verbale distrettuale, labio-glosso-velare. La Nuova Clinica ORL, 30 [suppl.1]:141-247

Sabbadini G, Bonini P (1986) La riabilitazione dei disturbi visivi ed oculomotori in età evolutiva. Marrapese, Roma

Sabbadini G, Sabbadini L, Sabbadini M, Bonaccorso A (1993) Developmental dyspraxia. The clumsy child. Definition - Classification - Evaluation. S.N. e RIAB - Anno 1, n° 1

Sabbadini G, Sabbadini L (1995) La disprassia in età evolutiva. In: Sabbadini G (a cura di) Manuale di Neuropsicologia dell'età evolutiva. Zanichelli, Bologna

Sabbadini G, Sabbadini L, Formica F (1997) Screening neurologico e comportamentale nel ritardo di maturazione, nella disprassia evolutiva e nelle disfunzioni adattive. Sistema nervoso e riabilitazione, n° 3

Sabbadini G (a cura di) (2000) Manuale di neuroftalmologia dell'età evolutiva. Classificazione, valutazione ed interventi terapeutici negli esiti di cerebropatie congenite. Franco Angeli, Milano

Sabbadini L, Leonard LB (1995) Criteri per la valutazione del linguaggio. In: Sabbadini G (a cura di) Manuale di neuropsicologia dell'età evolutiva. Zanichelli, Bologna

Sabbadini L, Sabbadini G, Scamperle C (1995) Disgrafia aprassica o disprassia della scrittura. In: Sabbadini G (a cura di) Manuale di neuropsicologia dell'età evolutiva. Zanichelli, Bologna

Sabbadini L, Sabbadini G (1996) Guida alla riabilitazione neuropsicologica in età evolutiva. Franco Angeli, Milano

Sabbadini L (2000) Il disordine fonologico nel bambino con disturbi del linguaggio. Springer-Verlag, Milano

Sabbadini L, Iurato E, Mollo F, et al. (2002) L'asilo nido: uno spazio per giocare, ascoltare e parlare. In: Caselli C, Capirci O (a cura di) Indici di rischio nel primo sviluppo del linguaggio. Franco Angeli, Milano

Sabbadini L, De Cagno AG (2004) Leggere , scrivere e far di conto. Ed. Anicia, Roma

Schuell H (1966) Some dimensions of aphasic impairment in adults considered in relationship to investigation of language disturbances in children. Br J Disord Commun 1:33-45

Sechi E, Corcelli A, Vasques P (1998) Difficoltà esecutive e problemi di programmazione prassica nei bambini con disturbi da deficit dell'attenzione con iperattività. Psichiatria dell'Infanzia e dell'Adolescenza 65:187-195

Smits-Engelsman BCM, Van Galen GP (1997) Dysgraphia in children: Lasting psychomotor deficiency or transient developmental delay. J Exp Child Psychol 67:164-184

Thal D, Bates E (1988) Language and gesture in late talkers. J Speech Hear Res 31:115-123

Thal D, Tobias S (1992) Communicative gestures in children with delayed onset of oral expressive vocabulary. J Speech Hear Res 35:1281-1289

Thal D, Tobias S, Morrison D (1991) Language and gesture in late talkers: A one year follow-up. J Speech Hear Res 34:604-612

Thelen E, Smith LB (1994) A dynamic system approach to the development of cognition and action. MIT Press, Cambridge, Mass

Thelen E (1995) Motor development: A new synthesis. Am Psycol 50:79-95

Thelen E (1995) Time-scale dynamics and the development of embodied cognition. In: Van Gelder T, Port R (eds) Mind as motion: Explorations in the dynamics of cognition. MIT Press, Cambridge, Mass

Thelen E (1998) Dynamic mechanism of change in early perceptual-motor development. Indiana, University

Tomasello M (1999) The cultural origins of human cognition. Harvard University Press, Cambridge, MA

Tressoldi PE, Sartori G (1995) Neuropsicologia della scrittura in età evolutiva. In: Sabbadini G (a cura di) Manuale di neuropsicologia dell'età evolutiva. Zanichelli, Bologna

Tressoldi PE (2002) Le difficoltà di apprendimento, XI. I disturbi della scrittura. In: Vicari S, Caselli MC (a cura di) I disturbi dello sviluppo. Il Mulino, Bologna

Tseng MH, Cermak SA (1993) The influence of ergonomic factors and perceptual motor abilities on handwriting performance. Am J Occup Ther 47:919-926

Van der Meulen JHP (1991) Visuomotor performance of normal and clumsy children. Dev Med Child Neur 33:40-54; 118-129

Vereecken P (1961) Spatial development. JB Wolters, Groningen, the Netherlands

Vygotskij LS (1966) Linguaggio e pensiero. Giunti, Firenze

Wirth MJ (1979) Mille giochi guida per un'educazione percettivo-motoria scientificamente coordinate. Armando, Roma

World Health Organization (1992) ICD-10, Classificazione internazionale delle sindromi e dei disturbi psichici e comportamentali. Masson, Milano

Zazzo R (1952) L'apprentissage de la lecture et ses troubles. Les dyslexies et les dysorthographies. PUF, Paris

Zoia S (2004) Lo sviluppo motorio del bambino. Carocci, Roma